学中医必读经典口袋书

U0746602

医宗金鉴
针灸心法要诀

清·吴谦 著

赵燕宜 整理

中国医药科技出版社

内 容 提 要

　　《医宗金鉴》是清政府组织太医院院判吴谦等编撰的一部大型医学丛书，是清代广为流传的医学教科书，也是现代学习中医的一部重要读物，特别是其中各科的心法要诀，简明扼要，纲举挈领，朗朗上口，便于记诵，深受广大读者欢迎。为了让读者能方便携带、轻松阅读、易于背诵，特别采用了小开本的方式，以获得更为舒适的学习享受。

图书在版编目（CIP）数据

　　医宗金鉴. 针灸心法要诀 / （清）吴谦著；赵燕宜整理 . —北京：中国医药科技出版社，2017.11

　　（学中医必读经典口袋书）

　　ISBN 978 - 7 - 5067 - 9656 - 9

　　Ⅰ.①医… Ⅱ.①吴… ②赵… Ⅲ.①中医典籍 - 中国 - 清代②针灸疗法 - 中国 - 清代 Ⅳ.① R2 - 52 ②R245

　　中国版本图书馆 CIP 数据核字（2017）第 250610 号

美术编辑 陈君杞

版式设计 南博文化

出版　中国医药科技出版社

地址　北京市海淀区文慧园北路甲 22 号

邮编　100082

电话　发行：010 - 62227427　邮购：010 - 62236938

网址　www.cmstp.com

规格　787 × 1092mm $^1/_{32}$

印张　7 $^1/_8$

字数　98 千字

版次　2017 年 11 月第 1 版

印次　2020 年 3 月第 2 次印刷

印刷　三河市国英印务有限公司

经销　全国各地新华书店

书号　ISBN 978 - 7 - 5067 - 9656 - 9

定价　**18.00 元**

整理说明

　　学习中医，关键之处在于理解中医理论基础、建立中医思维模式，进而学习中医诊治技术。而最直接和准确的方法，应该是从中医经典的阅读学习入手。但是中医古籍浩如烟海，每一部都凝聚着前世医家的智慧和经验，作为一个刚刚进入中医领域的初学者，如何选择适合的经典来学习中医、服务临床成为困扰中医学子的问题。也是基于此，我们整理出版了学中医必读口袋书系列，该系列所选择书籍都是形成中医理论及传统学科体系的经典著述，从基础出发，发散各个分科，立足教学，涵盖临床。本系列包含了中医四部经典（灵枢、素问、伤寒论、金匮要略）、医宗金鉴（外科、儿科、妇科、针灸、正骨、伤寒杂病、四诊运气、名医方论）、医学三字经、脾胃论、幼科推拿秘书、小儿药证直诀、神农本草经百种录、脉经、脉诀阐微（辨症玉函）等16分册，对经典的选择，我们立足基础、易懂，摒弃了生涩难懂、较为深奥的品种，多选择了贴合现代人阅读的版本。

　　在整理过程中，我们以方便广大读者阅读为原则，对有些不符合现代阅读形式的版式及表述进行了调整，如《医宗金鉴》，作为清代御医的教科书，《医宗金鉴》本身已经具备了很好的教材体例，每句内容都包括了原文，"注"，"集注"三部分，原文为精简易读易记的"心法要诀"，注是《金鉴》作者对要诀所做的解释，集注是作者整理的历代医家对此的论述及观点（相当）为了让初学中医的读者能更清楚的理解书中结构和内容精髓，我们在整理过程中添加了相应标题【要诀】，将"注"改为【解释】。并且本套丛书采用小开本，方便广大师生随身携带，便于阅读。希望本系列丛书的出版，能成为您学习中医起到实用性的价值。

整理者
2017 年 9 月

目录

医宗金鉴

针灸心法要诀

目录

九针原始歌

要诀　九针因何而有名，原于天地大数生，始于一而终于九，天地人时音律星，风野九九八十一，针应其数起黄钟，皮肉筋脉声阴阳，齿气九窍关节通。

【解释】《灵枢·九针》帝曰：九针焉生，何因有名。岐伯曰：天地之大数也，始于一终于九。一法天，二法地，三法人，四法时，五法音，六法律，七法星，八法风，九法野。九针者，圣人起天地之数，始于一而终于九，九而九之，九九八十一，以起黄钟之数，针之数应之，而人之身形亦应之。皮应天，肉应地，血脉应人，筋应时，声应音，阴阳应律，齿面目应星，气应风，九窍三百六十五络应九野，此天人相通之道也。故一针皮，二针肉，三针脉，四针筋，五针骨，六针调阴阳，七针益精，八针除风，九针通九窍，除三百六十五节气，各有所主也。

九针式图并九针主治法歌

一曰：镵针式图

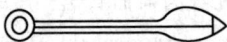

【解释】经之一曰：镵针者，取法于巾针，去末寸半，卒锐之长一寸六分。镵者，锐也；卒者，尾也。谓此针长一寸六分，上去末寸半，下只留一分之锋，欲浅刺不令深入也。

镵针主治法歌

要诀 镵针即今箭头针，主刺皮肤邪肉侵，毋令深入泻阳气，邪正相安荣卫均。

【解释】镵针即今箭头针也，主刺邪热病在头身皮肤之证。毋令深入，深则有伤阳气。故必分许浅浅刺之，使邪去而正不伤，荣卫得和，则病除矣。

二曰：员针式图

【解释】经之二曰：员针者，取法于絮针，筒其身而卵其锋，长一寸六分。筒身卵锋者，谓身直如竹筒，末锋员如卵锐也。

员针主治法歌

要诀 员针取法于絮针，主治邪气侵肉分，筒身卵锋不伤正，利导分肉邪自平。

【解释】员针即絮针也，主治邪气在分肉之间。盖筒身卵锋，利导分肉，能使邪气行而不伤于肌肉之正气也。

三曰：锃针式图

【解释】经之三曰：锃针者，取法于黍粟之锐，长三寸半。黍粟之锐者，员而微尖，利于用补者也。

锃针主治法歌

要诀 锃针之锐如黍粟，恐其深入伤肌肉，按脉勿陷以致气，刺之邪气使独出。

【解释】锃针之锋，如黍粟之锐，主治邪在脉中。不欲深入，只按脉以候气至，刺脉中之邪气，使独出也。若深按陷至肌肉，邪气虽出，而肌肉之正气必伤矣。

四曰：锋针式图

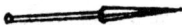

【解释】经之四曰：锋针者，取法于絮针，

刃三隅，长一寸六分，其上去八分，下留八分。刃三隅者，盖直壮而锐，可以泻热出血也。

锋针主治法歌

要诀 锋针即今三棱名，主刺瘤邪时气壅，发于经络瘤不解，泻热出血荣卫通。

【解释】锋针即今三棱针，主刺时气温热瘤邪也。凡发于经络中壅瘤不解之病，用三棱针之锋利，以泻热出血，使经络开通，荣卫调和，而壅瘤之疾愈矣。

五曰：铍针式图

【解释】经之五曰：铍针者，取法于剑锋，广二分半，长四寸。其必广二分半长四寸，末如剑锋者，取其能开通也。

铍针主治法歌

要诀 铍针之锋末如剑，主刺寒热两相搏，合而为痈脓已成，大脓一泻即时和。

【解释】铍针之锋末如剑者，主刺寒热相搏，或邪气郁于荣卫，凝滞不通，发为痈疽。其脓已成，用此开之，以取大脓。大脓泻则阴阳和，而痈热愈矣。

六曰：员利针式图

【解释】经之六曰：员利针者，取法于氂针，微大其末，反小其身，长一寸六分。其取法于氂者，以毛之强者曰氂，用其细健可稍深也。

员利针主治法歌

要诀 员利针形尖如蝱，主治虚邪客于经，暴痹走注历节病，刺之经络即时通。

【解释】员利针，尖其形如氂，员而且锐。主治虚邪客于经络，而为暴痹与走注历节疼痛等病。以此刺之，则经络流通，而虚邪自去矣。

七曰：毫针式图

【解释】经之七曰：毫针者，尖如蚊虻喙。取法于毫毛，长二寸六分。其必尖如蚊虻喙者，取其微细徐缓也。

毫针主治法歌

要诀 毫针主治虚痹缠，养正除邪在徐缓，寒热痛痹浮浅疾，静入徐出邪正安。

【解释】毫针者，因取法于毫毛，故名之

也。主刺邪客经络，而为痛痹邪气轻浅者也。凡正气不足之人，用此针刺之，静以徐往，渐散其邪，微以久留，缓养正气，则寒邪痛痹浮浅之在络者，毗可平也。

八曰：长针式图

【解释】经之八曰：长针者，取法于綦针，长七寸，为其可以取深邪远痹也。

长针主治法歌

要诀 长针主治虚邪伤，内舍骨解节膝殃，欲取深邪除远痹，刺法得宜始可康。

【解释】长针即今环跳针也。主虚邪深入，内舍于骨，解腰脊节膝之间。凡欲取深远疼痛之邪，必得身长末锋之针，如法以刺之，方能使深邪出，远痹解，而得安康也。

九曰：大针式图

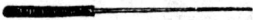

【解释】经之九曰：大针者，取法于锋针，其锋微圆，长四寸，尖形如梃，粗而且巨，可以泻通机关也。

大针主治法歌

要诀 大针主刺周身病，淫邪溢于肌体中，为风为水关节痹，关节一利大气通。

【解释】大针者，即古人之燔针也。凡周身淫邪，或风或水，溢于肌体，留而不能过于关节，壅滞为病者，以此刺之，使关节利，大气通，则淫邪壅于经络，风虚肿毒伤于肌体者，皆可去也。

【按】此九针，皆本于《灵枢经》中大小、长短之法，无有异也。但细玩经中九针之用，凡所取者，皆言有余之实邪，则针之不宜于治虚也，从可知矣。

行针次第手法歌

要诀 行针手法口诀多，撮要编为十二歌，取穴持温进指摄，退搓捻留摇拔合。

【解释】十二字分次第手法歌诀，始自三衢杨继洲。后之诸家，口诀虽多，皆不免于繁杂。今撮其要，仍编为十二歌诀，庶简明切当，便于后学。

一、取穴歌

要诀 取穴先将爪切深，须教毋外慕其心，令彼荣卫无伤碍，医者方堪入妙针。

【解释】凡下针，用左手大指爪甲，重切所针之穴，令气血开，教病者心专于内，不要外驰，然后下针，使针不伤荣卫，方堪入妙也。

二、持针歌

要诀 持针之士要心雄，手如握虎莫放松，欲识机关三部奥，须将此理再推穷。

【解释】凡下针之士，须心小力雄，以右手持针于穴上，势若握虎，不敢放松，着力旋插，直至应止之处，吸气三口，然后提针，徐徐而用。凡机关三才奥理，欲识于心而行于针者，须将此再三推穷可也。

三、温针歌

要诀 温针之理最为良，口内温和审穴方，毋令冷热相争搏，荣卫宣通始安祥。

【解释】凡下针，必先将所用之针，入于口中，使之温热，审定穴所，方可与刺。勿令冷热相争，庶血气调和，而得安祥也。

四、进针歌

要诀 进针理法取关机，失经失穴最不宜，阳经取陷阴经脉，三思已定针之愈。

【解释】凡下针，要病人神气定，息数匀，医者亦如之。关机最密，切勿太忙，须细审经络穴所在何部分，不可轻施其针，失于经络穴所也。如在阳部，必取筋骨间陷下之处，则不伤于筋骨；如在阴分郄腘之内动脉相应间，则以爪重切经络，少待片时，方可进针，而不伤于荣卫。又必三思已定，然后下针，病可愈矣。

五、指循歌

要诀 部分经络要指循，只为针头不紧沉，推则行之引则止，调和血气使来临。

【解释】凡下针，若气不至，用指于所属部分经络之路，上下、左右推而行之，引而止之，往来循之，使气血上下均匀，针下自然气至沉紧，得气即泻之意也。

六、摄法歌

要诀 摄法原因气滞经，大指爪甲切莫轻，以指摄针待气至，邪气流行针自轻。

【解释】凡摄针者，因针下邪气滞涩不行也。随经络上下，用大指爪甲重切之，使正气流行，则邪气不能滞涩，而针下自觉活动矣。

七、退针歌

要诀 退针手法理要知，三才诀内总玄机，一部六数三吸气，须臾疾病自然愈。

【解释】凡退针，全在手法，三才之内，毗有要诀玄机，不可不知。如欲退针，必须缓缓而出，自地部退至人部，再渐退至天部，俱用少阴之六数泻之，每一部六数，须要少停，三部共行三六一十八数，令病人吸气三口，随吸随提，徐徐退至天部，其疾病自然除矣。

八、搓针歌

要诀 搓针泻气最为奇，气至针缠莫就移，浑如搓线攸攸转，急则缠针肉不离。

【解释】搓针者，凡进、退、搓、捻，眈催其气至以泻邪气也。如觉针下气紧，切勿就移，须用泻法，但微微动转，如搓线之状，若转之太紧，必至肉缠针头，邪气滞涩，而不能除矣。

九、捻针歌

要诀 捻针指法不相同，一般在手两般功，内外转移行上下，助正伏邪疾自轻。

【解释】凡捻针时，虽一般在手，而指法不同，故功有两般也。如欲治上，则大指向外捻，外捻者令其气向上也；如欲治下，则大指向内捻，内捻者令其气至下也。内捻为之补，外捻为之泻。如经络向下者，转针头逆之则为迎也；经络向上者，移针头顺之则为随也。指法得宜，则正气自复，而邪气自退矣。

十、留针歌

要诀 留针取气候沉浮，出入徐徐必逗留，能令荣卫纵横散，巧妙玄机在指头。

【解释】留针者，凡出针至于天部，入针至于地部，须在皮肤肌肉间徐徐容留，令荣卫宣散方可出针入针。若出针太急，则血随针出，反伤荣卫，其巧妙玄机，全在指头也。

十一、摇针歌

要诀 摇针三部眦六摇，侬次推排在指梢，孔穴大开无窒碍，邪气退除病自消。

【解释】摇针者，如出针三部欲泻之际，每一部摇二三摇，多者不过六摇而已。以指捻针，如扶人头摇之之状，使孔穴开大，无有窒碍，庶邪气退除而病愈矣。

十二、拔针歌

要诀 拔针之时切勿忙，闭门存神要精详，不沉不紧求针尾，此诀须当韫锦囊。

【解释】凡针毕拔针，最要精详，不可轻率忙乱也。如欲出针，须待针下气缓，不沉不紧，觉轻动滑快，方以右指捻住针尾，以左手大指按其针穴，及穴外之皮，令针穴门户不开，神气内存，然后拔针，庶不致于出血。此针家要诀，须当韫于锦囊也。

行针分寸法歌

要诀 行针分寸中指传，屈指中节两纹

尖，男左女右童稚一，长短肥瘦审经权。

【解释】行针取分寸法，以同身寸法为准，男左手，女右手，以中指第二节，屈指两纹尖，相去为一寸，童稚亦如之。虽人身有长短，体有肥瘦，入针之分数不一，而身形之长者，其指节亦长，身形短者，其指节亦短，但随其长短，以取分寸，则自准矣。肥人肌肉肥厚，血气充满，宜刺三分半；瘦人肌肉瘦薄，血气未盛，宜刺二分。然虽如此，犹当有经有权，不可执一而论。如遇不肥不瘦之人，只在二三分之间，酌量取之可也。

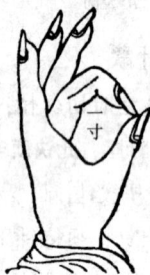

中指定同身寸图

男左女右手中指第二节、屈指两纹尖相去为一寸。取稻秆心量，或薄篾量，眦易折而不伸缩为准，用绳则伸缩不便，故多不准。

十二经井荥俞经合原刺浅深歌

要诀 出井流荥注为俞，行经入合脏俞原。春宜针荥夏针俞，秋宜针合冬井间。脏病针俞腑病合，脏腑有病眦针原。凡诸井穴肌肉浅，不宜深针自古传。

【解释】井、荥、俞、经、合、原，十二经穴名也。手足阳经有原穴，手足阴经无原穴，阴之俞穴，即阴之原穴也。所出为井，井者如水之出也；所流为荥，荥者如水之流也；所注为俞，俞者如水之注也；所行为经，经者如水之行也；所入为合，合者如水之会也；原者如水之源也。夫春针荥者，取络脉在分肉间，刺之浅者；夏针俞者，取孙络在肌肉皮肤之上也；秋针合者，亦取络脉在分肉间，故如春时之所刺；冬针井者，取络脉孙络之下，比他时所刺，则深而留之，以冬气入脏故也。经原之原，手足阴阳之经，诸病眦宜刺之，但所刺有深有浅，不能枚举。此四时针刺之大旨，自古相传者也。

五脏井荥俞经合歌

太阴肺脉井少商，鱼际之穴号荥乡，太渊一穴名为俞，经渠经合尺泽当。

太阴脾井隐白穴，流于大都荥来接，太白为俞经商丘，阴陵泉与合为穴。

少阴心脉井少冲，寻至少府即名荥，神门一穴为俞穴，经合灵道少海真。

少阴肾脉井涌泉，然谷为荥本天然，太溪为俞经复溜，阴谷为合踝前旋。

厥阴心包井中冲，掌中劳宫即为荥，大陵穴取名为俞，间使经合曲泽终。

厥阴肝脉井大敦，行间之穴便为荥，太冲之处为俞穴，经合中封曲泉名。

六腑井荥俞原经合歌

　　阳明大肠井商阳，二间为荥俞三间，合谷原经阳溪取，曲池为合正相当。

　　阳明胃脉井厉兑，内庭为荥须要会，陷谷名俞冲阳原，经合解溪三里位。

　　太阳小肠井少泽，流于前谷为荥穴，后溪为俞原腕谷，经合阳谷小海歇。

　　太阳膀胱井至阴，通谷为荥亦穴名，束骨为俞原京骨，昆仑为经合委中。

　　少阳三焦井关冲，寻至液门号为荥，俞原中渚阳池取，经合支沟天井中。

　　少阳胆脉井窍阴，侠溪为荥是穴名，俞原临泣丘墟穴，经归阳辅合阳陵。

十二经表里原络总歌

要诀 脏腑有病均宜刺，原络表里相随看。肺原太渊大偏历，大肺合谷列缺端；脾原太白胃丰隆，胃脾冲阳公孙间；心原神门小支正，小心腕骨通里边；肾原太溪膀飞阳，膀肾京骨大钟班；三焦阳池包内关，包原大陵焦外关；胆原丘墟肝蠡沟，肝胆太冲光明闲。

【解释】 凡脏腑有病，均可以刺之，即《难经》云：五脏六腑有病，眦取其原者是也。盖各经有所主之病，必随其各经表里，先主后客并刺之。主者原穴也，客者络穴也。如手太阴肺经病，可刺本经里之原穴，即太渊穴也，复刺大肠表之络穴，即偏历穴也；手阳明大肠经病，可刺本经表之原穴，即合谷穴也，复刺肺经里之络穴，即列缺穴也；足太阴脾经病，可刺本经里之原穴，即太白穴也，复刺胃经表之络穴，即丰隆穴也；足阳明胃经病，可刺本经表之原穴，即冲阳穴也，复刺脾经里之络穴，即公孙穴也；手少阴心经病，可刺本经里之原穴，即神门穴也，复刺小肠表之络穴，即支正穴也；手太阳小肠经病，可刺本经表之原穴，即腕骨穴也，复刺心经里之络穴，即通里穴也；足少阴肾经病，可刺本经里之原穴，即太溪穴也，复刺膀胱经表之络穴，即飞扬穴也；足太阳膀胱经病，可刺本经表之原穴，即京骨穴也，复刺肾经里之络穴，即大钟穴也；手少阳三焦经病，可刺本经表之原穴，即阳池穴也，复刺心包络经表之络穴，即内关穴也；手厥阴心包络经病，可刺本经里之原穴，即大陵穴也，复刺三焦经表之络穴，即外关穴也；足少阳胆经病，可刺本经表之原穴，即丘墟穴也，复刺肝经里之络穴，即蠡沟穴也；足厥阴肝经病，可刺本经里之原穴，即太冲穴也，复刺胆经表之络穴，即光明穴也。此十二经主病之原穴为主，络穴为客，随表随里之刺法也。

肺经表里原络穴主治歌

要诀 肺经原络应刺病，胸胀溏泻小便频，洒淅寒热咳喘短，木痛皮肤肩缺盆。

【解释】肺经里之原穴太渊，大肠表之络穴偏历，二穴应刺之证即：胸胀，溏泻，小便频数，洒洒恶寒，翕翕发热，咳嗽，喘促，短气，皮肤、肩背、缺盆麻木疼痛。眦肺、大肠经病也。

偏历

太渊

合谷

列缺

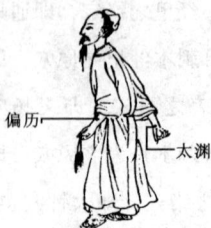

肺经表里原络穴图　　　大肠经表里原络穴图

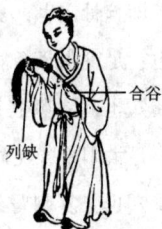

大肠经表里原络穴主治歌

大肠原络应刺病，大大指次次指不用肩臂疼，气满皮肤木不仁，面颊腮肿耳聋鸣。

【解释】大肠表之原穴合谷，肺经里之络穴列缺，二穴应刺之证即：手之大指次指不用，肩臂疼痛，皮肤麻木不仁，面颊腮肿，耳鸣，耳聋。眦大肠、肺经病也。

脾经表里原络穴主治歌

要诀　脾经原络应刺病，重倦面黄舌强疼，腹满时痛吐或泻，善饥不食脾病明。

【解释】脾经里之原穴太白，胃经表之络穴丰隆，二穴应刺之证即：身重，倦怠，面黄，舌强而疼，腹满时时作痛。或吐、或泻，善饥而不欲食。眦脾胃经病也。

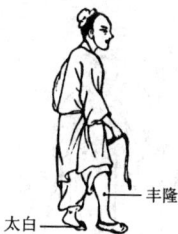

脾经表里原络穴图　　　　胃经表里原络穴图

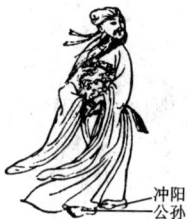

胃经表里原络穴主治歌

要诀　胃经原络应刺病，项膺股胻足跗疼，狂妄高歌弃衣走，恶闻烟火木音惊。

【解释】胃经表之原穴冲阳，脾经里之络穴公孙，二穴应刺之证即：项、颈、胸、膺、胯、股、胫、胻、足跗疼痛，发狂妄言，高歌弃衣而走，恶烟火，闻木音即惊。毗胃、脾经病也。

心经表里原络穴主治歌

要诀　心经原络应刺病，消渴背腹引腰疼，眩仆咳吐下泄气，热烦好笑善忘惊。

【解释】心经里之原穴神门，小肠表之络穴支正，二穴应刺之证：饮水即消，背腹引腰作痛，眩晕仆倒，上咳吐，下泄气，热而心烦，好笑善忘，多惊。眦心与小肠经病也。

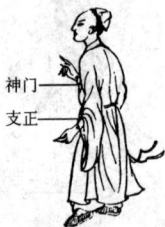

心经表里原络穴图　　小肠经表里原络穴图

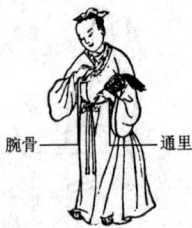

小肠经表里原络穴主治歌

要诀　小肠原络应刺病，颧颔耳肿苦寒热，肩臑肘臂内外廉，痛不能转腰似折。

【解释】小肠表之原穴腕骨，心经里之络穴通里，二穴应刺之证即：颧颔耳肿，苦寒热，肩、臑、肘、臂内外侧痛，不能转动，腰痛似折。眦小肠、心经病也。

肾经表里原络穴主治歌

要诀　肾经原络应刺病，大小腹痛大便难，脐下气逆脊背痛，唾血渴热两足寒。

【解释】肾经里之原穴太溪，膀胱表之络穴飞扬，二穴应刺之证即：大腹、少腹、脊背疼痛，大便结燥，脐下气逆上冲，口渴吐血，两足寒冷。眦肾、膀胱经病也。

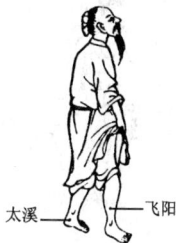

肾经表里原络穴图

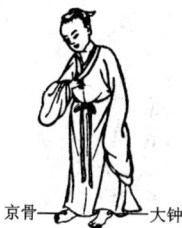

膀胱经表里原络穴图

膀胱经表里原络穴主治歌

要诀 膀胱原络应刺病，目脱泪出头项疼，脐突大小腹胀痛，按之尿难溲血脓。

【解释】膀胱表之原穴京骨，肾经里之络穴大钟，二穴应刺之证即：目胞脱陷泪出，头项疼痛，脐突，大腹、少腹胀痛，按之其尿难出，而溲血脓。眦膀胱、肾经病也。

三焦经表里原络穴主治歌

要诀 三焦原络应刺病，小指次指如废同，目眦耳后喉肿痛，自汗肩臑内外疼。

【解释】三焦表之原穴阳池，心包里之络穴内关，二穴应刺之证即：手之小指次指如废而不能用，目眦、耳后、咽喉肿痛，自汗，肩臑

21

内外侧疼。眦三焦、包络经病也。

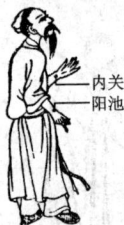

焦经表里原络穴图　　心包络经表里原络穴图

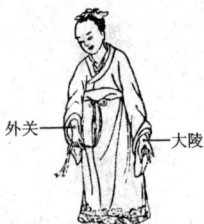

心包络经表里原络穴主治歌

要诀　心包原络应刺病，面红目赤笑不休，心中动热掌中热，胸腋臂手痛中求。

【解释】心包里之原穴大陵，三焦表之络穴外关，二穴应刺之证即：面红目赤，好笑不休，心中动悸，内热，手心热，胸腋与臂手疼痛。眦心包络、三焦经病也。

胆经表里原络穴主治歌

要诀　胆经原络应刺病，口苦胸胁痛不宁，髀膝外踝诸节痛，太息马刀侠瘤瘿。

【解释】胆经表之原穴丘墟，肝经里之络穴蠡沟，二穴应刺之证即：口苦，胸、胁、髀、膝、外踝诸节疼痛，太息，马刀瘿瘤。眦胆、肝经病也。

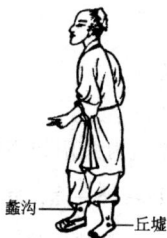

胆经表里原络穴图   肝经表里原络穴图

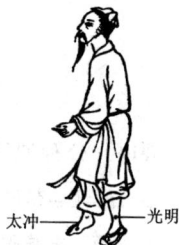

肝经表里原络穴主治歌

要诀　肝经原络应刺病，头痛颊肿胁疝疼，妇人少腹胞中痛，便难溲淋怒色青。

【解释】肝经里之原穴太冲，胆经表之络穴光明，二穴应刺之证即：头痛，颊肿，胁疝疼痛，妇人少腹胞中疼痛，大便难，小便淋，好怒色青。眦肝、胆经病也。

医宗金鉴　鍼灸心法要訣　十二经表里原络总歌

23

八脉交会八穴歌

要诀 公孙冲脉胃心胸，内关阴维下总同，临泣胆经连带脉，阳维目锐外关逢，后溪督脉内眦颈，申脉阳跷络亦通，列缺任脉行肺系，阴跷照海膈喉咙。

【解释】公孙二穴，是足太阴脾经穴也，通于冲脉；内关二穴，此二穴是手厥阴心包络穴也，四穴通于阴维脉。四经会合循行之处，在胃心胸之间，故主治胃与心胸之病也。

临泣二穴，是足少阳胆经穴也，通于带脉；外关二穴，此二穴是手少阳三焦经穴也，四穴通于阳维脉。四经会合连络之处，在于目锐眦、耳后、颊、颈、肩之间，故主治目锐眦、耳后、颊、颈、肩之病也。

后溪二穴，是手太阳小肠经穴也，通于督脉；申脉二穴，此二穴是足太阳膀胱经穴也，四穴通于阳跷脉。四经会合别络之处，在于目内眦、颈、项、耳、肩、膊、小肠、膀胱之间，故主治目内眦、颈、项、耳、肩、膊、小肠、膀胱之病也。

列缺二穴，是手太阴肺经穴也，通于任

脉；照海二穴，此二穴是足少阴肾经穴也，四穴通于阴跷脉。四经会合系络之处，在于肺系、咽喉、胸膈之间，故主治肺系、咽喉、胸膈之病也。

冲脉公孙穴主治歌

要诀　九种心疼病不宁，结胸翻胃食难停，酒食积聚肠鸣见，水食气疾膈脐疼，腹痛胁胀胸膈满，疟疾肠风大便红，胎衣不下血迷心，急刺公孙穴自灵。

【解释】九种心疼者：曰饮、曰食、曰风、曰冷、曰热、曰悸、曰虫、曰注、曰去来痛。结胸者，胸满硬痛也。翻胃者，朝食暮吐，食难停留也。伤酒，伤食，积滞，肠胃雷鸣，水食，气疾，膈间脐腹疼痛，两胁作胀，胸膈满闷，疟疾肠风，大便下血，以及妇人胞衣不下，瘀血上攻迷心，急宜刺此公孙穴，则立应也。

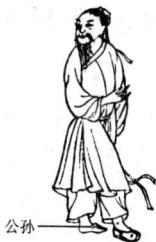

冲脉公孙穴图

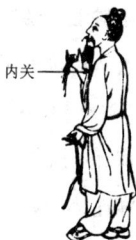

阴维内关穴图

阴维内关穴主治歌

要诀 中满心胸多痞胀，肠鸣泄泻及脱肛，食难下膈伤于酒，积块坚硬横胁旁，妇女胁疼并心痛，里急腹痛势难当，伤寒不解结胸病，疟疾内关可独当。

【解释】中满心胸痞胀，谓腹满心胸痞胀不通快也。肠鸣泄泻，谓暴泻脱肛也。食难下膈伤于酒者，谓呕吐食不能下，或因酒伤也。积块坚硬，横冲于胁，妇女心胁疼痛，里急胀痛，伤寒结胸硬痛，疟疾，里实等病，毗刺内关，无不愈矣。

带脉临泣穴主治歌

要诀 中风手足举动难，麻痛发热筋拘挛，头风肿痛连腮项，眼赤而疼合头眩，齿痛耳聋咽肿证，游风搔痒筋牵缠，腿疼胁胀肋肢痛，针入临泣病可痊。

【解释】中风手足举动难，谓手足不遂也。若疼痛麻木拘挛，兼发热者，风热也。头风旋晕及肿痛连腮、项、目、牙齿、两耳、咽喉毗赤肿痛，游风搔痒，筋脉牵引，腰、胁、四肢与肋疼痛等证，毗宜刺此临泣穴，立时有奇功也。

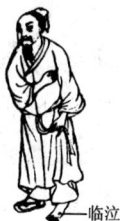

带脉临泣穴图　　　　　　阳维外关穴图

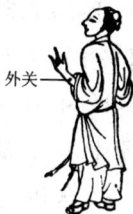

阳维外关穴主治歌

要诀　肢节肿疼与膝冷，四肢不遂合头风，背胯内外筋骨痛，头项眉棱病不宁，手足热麻夜盗汗，破伤跟肿目睛红，伤寒自汗烘烘热，惟有外关针极灵。

【解释】四肢骨节肿痛，两膝痹冷，手足不遂，偏正头风，脊背、腰胯、筋骨、头项、眉棱疼痛，手足发热麻木，夜间盗汗，及破伤游风，脚跟肿痛，两眼赤红，伤寒阳明自汗，蒸热烘烘，眦宜刺外关穴，其病立已。

督脉后溪穴主治歌

要诀　手足拘挛战掉眩，中风不语并癫痫，头疼眼肿涟涟泪，背腰腿膝痛绵绵，项强伤寒病不解，牙齿腮肿喉病难，手足麻木破伤风，盗汗后溪穴先砭。

【解释】手足拘挛者，屈伸难也。战掉者，手足颤摇不能握也。眩者，晕也。中风卒然昏仆，不能语言，癫痫不省人事，瘈疭抽掣，头痛及暴发火眼，热泪常流，行痹，腿、膝、背、腰历节周身疼痛，项强，伤寒感冒，汗不出，不能解，上下牙齿、腮、龈、咽、喉肿疼，手足麻木不仁，破伤受风，寝汗等证，先砭后溪穴，开通脉道，无不愈矣。

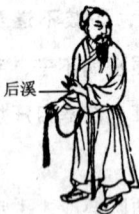

督脉后溪穴图　　　　阳跷申脉穴图

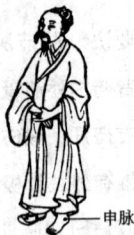

阳跷申脉穴主治歌

要诀　腰背脊强足踝风，恶风自汗或头疼，手足拘挛臂间冷，雷头赤目眉棱痛，吹乳耳聋鼻衄血，癫痫肢节苦烦疼，遍身肿满汗淋漓，申脉先针有奇功。

【解释】腰背脊强，不能俯仰也。足内踝红肿，名绕踝风也。足外踝红肿，名穿踝风也。恶风自汗与雷头风痛，暴发火眼，眉棱骨痛，手足麻木拘挛，臂冷，及妇人吹乳，乳房红肿未产者名内吹，已产者名外吹也，耳聋鼻衄，癫痫抽搐，肢节烦疼，遍身肿满，头汗淋漓等证，此眦风热痰饮，流注攻冲为病。并宜先针申脉，立时有功。

任脉列缺穴主治歌

要诀　痔疮肛肿泄痢缠，吐红尿血嗽咳痰，牙痛喉肿小便涩，心胸腹疼噎咽难，产后发强不能语，腰痛血疾脐腹寒，死胎不下上攻膈，列缺一刺病乃痊。

【解释】内痔肛肿，泄痢赤白，咳痰唾血、尿血，及牙龈咽喉肿痛，小便赤涩艰难，心胸腹痛，噎咽不快，产后败血，上干心气，身发强直，不能语言；或瘀滞腰痛，脐腹间寒，子死腹中，胎衣不下，上攻膈塞，并刺列缺，其证必痊。

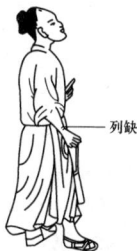

任脉列缺穴图

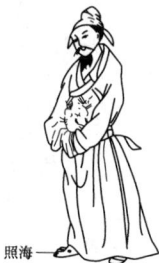

阴跷照海穴图

阴跷照海穴主治歌

要诀 喉闭淋涩与胸肿，膀胱气痛并肠鸣，食黄酒积脐腹痛，呕泻胃翻及乳痈，便燥难产血昏迷，积块肠风下便红，膈中不快梅核气，格主照海针有灵。

【解释】上焦火盛，咽喉闭塞不通；下焦热结，膀胱气痛，小便淋涩，胸中肿痛；或食积酒积，内蓄伤脾，发黄；或脐腹痛；或呕泻，胃翻吐食，乳痈，大便燥结，及妇人生产艰难，瘀血块痛，昏迷，肠风下血不已；或膈中之气，怏怏不快，如梅核气格塞咽喉之间，咯之不出，咽之不下等疾，急刺照海穴，则诸证自散。

手足十二经所属歌

　　要诀　五脏六腑共包络，手足所属三阴阳，太阴足脾手肺脏，阳明足胃手大肠，少阴足肾手心脏，太阳足膀手小肠，厥阴足肝手包络，少阳足胆手焦当。

　　【解释】五脏：心、肝、脾、肺、肾。六腑：胆、胃、大肠、小肠、膀胱、三焦，共包络分属手足三阴三阳，为十二经也。如肺手太阴，心手少阴，心包络手厥阴，手之三阴也；手太阳小肠，手阳明大肠，手少阳三焦，手之三阳也；足太阳膀胱，足阳明胃，足少阳胆，足之三阳也；足太阴脾，足少阴肾，足厥阴肝，足之三阴也。

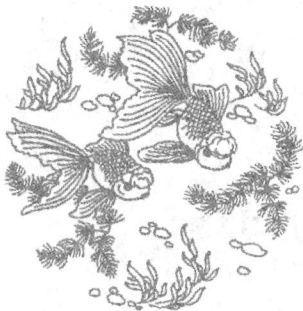

天干十二经表里歌

要诀 甲胆乙肝丙小肠，丁心戊胃己脾乡，庚属大肠辛属肺，壬属膀胱癸肾脏，三焦阳府须归丙，包络从阴丁火旁，阳干为表阴干里，脏腑表里配阴阳。

【按】旧云：三焦亦向壬中寄，包络同归入癸方。夫三焦为决渎之官，犹可言壬，而包络附于心主，乌可云癸？况二脏表里，眦相火也，故改正之。

【解释】甲、丙、戊、庚、壬阳干也，乙、丁、己、辛、癸阴干也。阳干为表为腑，阴干为里为脏，故曰：脏腑表里配阴阳也。

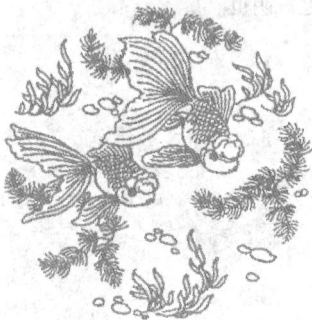

地支十二经流注歌

要诀 每日寅时从肺起，卯时流入大肠经，辰胃巳脾午心火，未时应注小肠经，申属膀胱酉属肾，戌走包络亥焦宫，子胆丑肝寅又肺，十二经脉周环行。

【解释】人有十二经，昼夜有十二时，每一经主一时。先从寅时入肺起，卯入于大肠，辰入于胃，巳入于脾，午入于心，未入于小肠，申入于膀胱，酉入于肾，戌入于包络，亥入于三焦，子入于胆，丑入于肝，至于寅时，则又从肺起，此十二经与十二时，相循环而行者也。

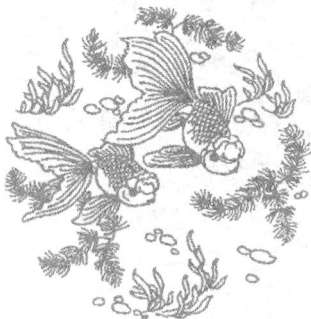

十二经相传次序歌

要诀　肺大胃脾心小肠，膀肾包焦胆肝续，手阴脏手阳手头，足阴足腹阳头足。

【解释】人身正脉十有二经，每于平旦寅时，营气始于中焦，上注于手太阴肺经，自胸中而出于中府，至于少商，以次行于手阳明大肠等十二经，终于足厥阴肝经，而复始于太阴肺经也。凡手之三阴，从脏走手；手之三阳，从手走头；足之三阴，从足走腹；足之三阳，从头走足。周流不息，循环无端也。

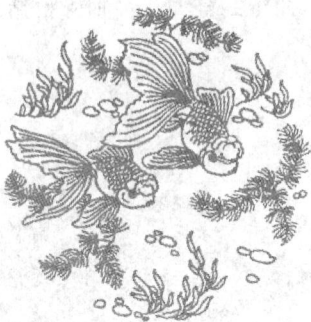

十二经起止歌

肺起中府止少商，大肠商阳止迎香，胃起承泣终厉兑，脾起隐白大包乡，心起极泉少冲止，小肠少泽止听宫，膀胱睛明止至阴，肾起涌泉俞府终，包络天池中冲止，三焦关冲止竹空，胆瞳子髎止窍阴，肝起大敦止期门。

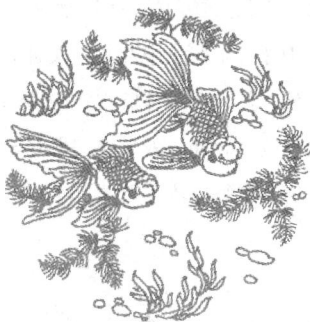

十二经穴周流歌

中府为初注少商，少商别络注商阳，商阳复向迎香走，香接头维至库房，维下降兮趋厉兑，兑传隐白至胸乡，隐白上升达大包，大包仍续极泉场，泉贯少冲心部井，少泽相连即小肠，泽会听宫睛明分，睛明下造至阴强，至阴斜出涌泉底，泉穴还归腧府脏，腧府天池横络截，池出中冲心主张，中冲并与关冲合，关冲宛转丝竹傍，丝竹更贯瞳髎穴，瞳髎下入窍阴方，窍阴横亘大敦井，敦上期门肝脉当，期门历遍还中府，经络周流仔细详。

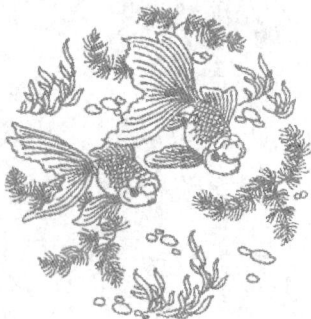

十二经气血多少歌

要诀 多气多血惟阳明，少气太阳厥阴同，二少太阴常少血，六经气血要分明。

【解释】手阳明大肠、足阳明胃，此二经多气多血之经也；三焦、胆、肾、心、脾、肺，此六经多气少血也；心包络、膀胱、小肠、肝，此四经乃多血少气也。

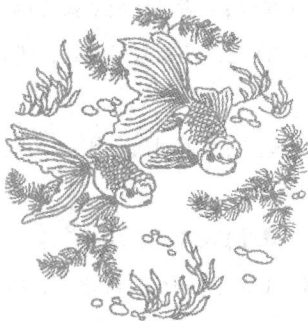

周身名位骨度

头　【解释】头者，人之首也。凡物独出之首，皕名曰头。

脑　【解释】脑者，头骨之髓也，俗名脑子。

颠　【解释】颠者，头顶也。颠顶之骨，俗名天灵盖。

囟　【解释】囟者，颠前之头骨也。小儿初生未阖名曰囟门，已阖名曰囟骨，即天灵盖后合之骨。

面　【解释】凡前曰面，凡后曰背。居头之前，故曰面也。

颜　【解释】颜者，眉目间名也。

额颅　【解释】额前发际之下，两眉之上，名曰额。一曰颡者，亦额之谓也。

头角　【解释】额两旁棱处之骨也。

鬓骨　【解释】即两太阳之骨也。

目　【解释】目者，司视之窍也。

目胞　【解释】目胞者，一名目窠，一名目裹，即上下两目外卫之胞也。

目纲　【解释】目纲者，即上、下目胞之两

睑边，又名曰睫，司目之开阖也。

目内眦 【解释】目内眦者，乃近鼻之内眼角。以其大而圆，故又名大眦也。

目外眦 【解释】目外眦者，乃近鬓前之眼角也。以其小而尖，故称目锐眦也。

目珠 【解释】目珠者，目睛之俗名也。

目系 【解释】目系者，目睛入脑之系也。

目眶骨 【解释】目眶者，目窠四围之骨也。上曰眉棱骨，下即𬵗骨，𬵗骨之外即颧骨。

𬵗 【解释】目下之眶骨，颧骨内下连上牙床者也。

𫘨 【解释】𫘨者，鼻梁即山根也。

鼻 【解释】鼻者，司臭之窍也。两孔之界骨，名曰鼻柱；下至鼻之尽处，名曰准头。

顽 【解释】顽，𬵗内鼻旁间，近生门牙之骨也。

颧 【解释】颧者，面两旁之高起大骨也。

𫐐 【解释】𫐐者，俗呼为腮，口旁颊前肉之空软处也。

耳 【解释】耳者，司听之窍也。

蔽 【解释】蔽者，耳门也。

耳郭 【解释】耳郭者，耳轮也。

颊 【解释】颊，耳前颧侧面两旁之称也。

曲颊 【解释】曲颊者，颊之骨也。曲如环形，受颊车骨尾之钩者也。

颊车 【解释】颊车者，下牙床骨也。总载诸齿，能咀食物，故名颊车。

人中 【解释】人中者，鼻柱之下，唇之上。穴名水沟。

口 【解释】口者，司言食之窍也。

唇 【解释】唇者，口端也。

吻 【解释】吻者，口之四周也。

颐 【解释】颐者，口角后颛之下也。

颏 【解释】颏者，口之下唇至末之处，俗名下把壳也。

颔 【解释】颔者，颏下结喉上，两侧肉之空软处也。

齿 【解释】齿者，口龈所生之骨也，俗名曰牙。有门牙、虎牙、槽牙、上下尽根牙之别。

舌 【解释】舌者，司味之窍也。

舌本 【解释】舌本者，舌之根也。

颃颡 【解释】颃颡者，口内之上二孔，司分气之窍也。

悬雍垂 【解释】悬雍垂者，张口视喉上，似乳头之小舌，俗名碓嘴。

会厌 【解释】会厌者，覆喉管之上窍，似皮似膜，发声则开，咽食则闭，故为声音之户也。

咽 【解释】咽者，饮食之路也，居喉之后。

喉 【解释】喉者，通声息之路也，居咽之前。

喉咙 【解释】喉咙者，喉也，肺之系也。

嗌 【解释】嗌者，咽也，胃之系也。

结喉 【解释】结喉者，喉之管头也。其人瘦者多外见颈前，肥人则隐于肉内，多不见也。

胸膺 【解释】胸者，缺盆下腹之上，有骨之处也；膺者，胸前两旁高处，一名曰臆，胸骨肉也，俗名胸膛。

髑骭 【解释】髑骭者，胸之众骨名也。

乳 【解释】乳者，膺上突起两肉有头，妇人以乳儿者也。

鸠尾 【解释】鸠尾者，即蔽心骨也。其质系脆骨，在胸骨之下岐骨之间。

膈 【解释】膈者，胸下腹上之界内之膜也，俗名罗膈。

腹 【解释】腹者，膈之下曰腹，俗名曰肚；脐之下曰少腹，亦名小腹。

脐 【解释】脐者，人之初生胞蒂之处也。

毛际 【解释】毛际者，小腹下横骨间丛毛之际也。下横骨俗名盖骨。

篡 【解释】篡者，横骨之下，两股之前，相合共结之凹也。前、后两阴之间，名下极穴，又名屏翳穴、会阴穴，即男女阴气之所也。

睾丸 【解释】睾丸者，男子前阴两丸也。

上横骨 【解释】上横骨在喉前宛宛中，天突穴之外，小湾横骨旁，接拄骨之骨也。

拄骨 【解释】拄骨者，膺上缺盆之外，俗名锁子骨也。内接横骨，外接肩解也。

肩解 【解释】肩解者，肩端之骨节解处也。

髃骨 【解释】髃骨者，肩端之骨也，即肩胛骨头臼之上棱骨也。其臼接臑骨上端，俗曰肩头。其外曲卷翅骨，肩后之棱骨也。其下棱骨，在背肉内。

肩胛 【解释】肩胛者，即髃骨之末成片骨也，亦名肩髆，俗名锨板子骨。

臂 【解释】臂者，上身两大支之通称也。一名曰肱，俗名胳膊。胳膊中节上、下骨交接处，名曰肘；肘上之骨曰臑骨；肘下之骨曰臂骨。臂骨有正、辅二骨，辅骨在上，短细偏外；正骨居下，长大偏内，俱下接腕骨也。

腕 【解释】腕者，臂掌骨接交处，以其宛屈故名也。当外侧之骨，名曰高骨，一名锐骨，亦名踝骨。

掌骨 【解释】掌者，手之众指之本也。掌之众骨名壅骨，合凑成掌，非块然一骨也。

鱼 【解释】鱼者，在掌外侧之上陇起，其形如鱼，故谓之鱼也。

手 【解释】手者，上体所以持物也。

手心 【解释】手心者，即掌之中也。

手背 【解释】手背者，手之表也。

指骨 【解释】指者，手指之骨也。第一大指名巨指，在外二节，本节在掌；第二名食指，又名大指之次指，三节在外，本节在掌；第三中指名将指，三节在外，本节在掌；第四指名无名指，又名小指之次指，三节在外，本节在掌；第五指为小指，三节在外，本节在掌。其节节交接处，眦有碎骨筋膜联络。

爪甲 【解释】爪甲者，指之甲也，足趾同。

岐骨 【解释】岐骨者，凡骨之两叉者，眦名岐骨，手足同。

臑 【解释】臑者，肩髃下内侧对腋处，高起软白肉也。

腋 【解释】腋者，肩之下胁之上际，俗名胁肢窝。

胁肋 【解释】肋者，腋下至肋骨尽处之统名也。曰肋者，胁之单条骨之谓也，统胁肋之总，又名曰胠。

季胁 【解释】季胁者，胁之下小肋骨也，俗名软肋。

䏚 【解释】䏚者，胁下无肋骨空软处也。

脑后骨 【解释】脑后骨者，俗呼脑杓。

枕骨 【解释】枕骨者，脑后骨之下陇起者是也。其骨或棱、或平、或长、或圆不一。

完骨 【解释】耳后之棱骨，名曰完骨，在枕骨下两旁之棱骨也。

颈项 【解释】颈项者，颈之茎也。又曰颈者，茎之侧也；项者，茎之后也，俗名脖项。

颈骨 【解释】颈者，头之茎骨，肩骨上际之骨，俗名天柱骨也。

项骨 【解释】项骨者，头后茎骨之上三节圆骨也。

背 【解释】背者，后身大椎以下，腰以上之通称也。

膂 【解释】膂者，夹脊骨两旁肉也。

脊骨 【解释】脊骨者，脊膂骨也，俗名脊梁骨。

腰骨 【解释】腰骨者，即脊骨十四椎下，

十五、十六椎间，尻上之骨也。其形中凹、上宽、下窄，方圆二三寸许，两旁四孔，下接尻骨上际也。

胂 【解释】胂者，腰下两旁，髁骨上之肉也。

臀 【解释】臀者，胂下尻旁大肉也。

尻骨 【解释】尻骨者，腰骨下十七椎、十八椎、十九椎、二十椎、二十一椎五节之骨也。上四节纹之旁，左右各四孔，骨形内凹如瓦，长四五寸许，上宽下窄，末节更小，如人参芦形，名尾闾，一名骶端，一名橛骨，一名穷骨；在肛门后，其骨上外两旁形如马蹄，附着两髁骨上端，俗名髁骨。

肛 【解释】肛者，大肠下口也。

下横骨、髁骨、楗骨 【解释】下横骨在少腹下，其形如盖，故名盖骨也。其骨左右二大孔，上两分出向后之骨，首如张扇，下寸许附著于尻骨之上，形如马蹄之处，名曰髁骨。下两分出向前之骨，末如楗柱，在于臀内，名曰楗骨。与尻骨成鼎足之势，为坐之主骨也，妇人俗名交骨；其骨面名曰髋，侠髋之曰名曰机，又名髀枢，外接股之髀骨也，即环跳穴处，此一骨五名也。

股 【解释】股者，下身两大支之通称也，俗名大腿小腿。中节上、下交接处，名曰膝。膝上之骨曰髀骨，股之大骨也；膝下之骨曰胻骨，胫之大骨也。

髀骨 【解释】髀者，膝上之大骨也。上端如杵，接于髀枢，下端如锤，接于胻骨也。

胻骨 【解释】胻骨者，俗名臁胫骨也。其骨两根，在前者名成骨，又名骭骨，形粗，膝外突出之骨也；在后者名辅骨，形细，膝内侧之小骨也。

伏兔 【解释】伏兔者，髀骨前膝之上，起肉似俯兔，故曰伏兔。

膝解 【解释】膝解者，膝之节解也。

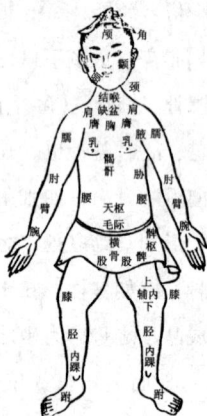

正面骨度部位图

膑骨 【解释】膑骨者，膝上盖骨也。

连骸　【解释】连骸者，膝外侧二高骨也。

腘　【解释】腘者，膝后屈外，俗名腿凹也。

腨　【解释】腨者，下腿肚也，一名腓肠，俗名小腿肚。

踝骨　【解释】踝者，胻骨之下，足跗之上，两旁实出之高骨。在外为外踝，在内为内踝也。

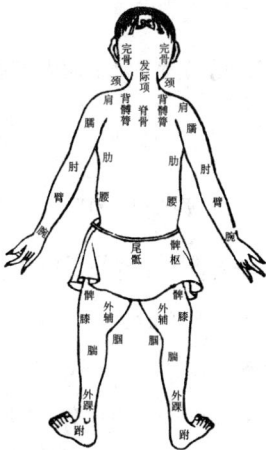

背面骨度部位图

足　【解释】足者，下体所以趋走也，俗名脚。

跗骨　【解释】跗者，足背也，一名足跌，俗称脚面。跗骨者，足趾本节之众骨也。

足心　【解释】足心者，即踵之中也。

跟骨 【解释】跟，足后根之骨也。

趾 【解释】趾者，足之指也。其数五，名为趾者，别于手也。居内之大者名大趾，第二趾名大趾之次趾，第三趾名中趾，第四名小趾之次趾，第五居外之小者名小趾。足之指节与手指节同，其大趾之本节后内侧，圆骨形突者，名核骨。

三毛 【解释】足大趾爪甲后为三毛。毛后横纹为聚毛。

踵 【解释】踵者，足下面着于地之谓也，俗名脚底板。

骨度尺寸

头部 项发以下至背骨，长二寸半（自后发际以至大椎项骨三节处也）。

【按】头部折法：以前发际至后发际，折为一尺二寸。如发际不明，则取眉心直上，后至大杼骨，折作一尺八寸，此为直寸。横寸法，以眼内角至外角，此为一寸。头部横直寸法，并依此。

督脉神庭至太阳曲差穴，曲差至少阳本神穴，本神至阳明头维穴，各开一寸半。自神庭至头维，各开四寸半。

胸腹部　结喉以下至缺盆，中长四寸。此
以巨骨上陷中而言，即天突穴处　缺盆以下髑骬之
中，长九寸。　胸围四尺五寸。　两乳之间，
广九寸半。当折八寸为当　髑骬中下至天枢，长
八寸。天枢足阳明穴名，在脐旁，此指平脐而言　天
枢以下至横骨，长六寸半。横骨横长六寸半。
毛际下骨曰横骨

【按】此古数也。以今用上、下穴法参较，
多有未合，宜从后胸腹折法为当。

两髀之间，广六寸半。此当两股之中横骨两头
之处，俗名髀缝。

【按】胸腹折法：直寸以中行为之，自缺盆
中天突穴起，至岐骨际上中庭穴止，折作八寸
四分；自髑骬上岐骨际，下至脐心，折作八
寸；脐心下至毛际曲骨穴，折作五寸。横寸以
两乳相去，折作八寸。胸腹横直寸法，并
依此。

背部　膂骨以下至尾骶，二十一节，长三
尺。膂骨，脊骨也。脊骨外小而内巨，人之所以能负任
者，以是骨之巨也。脊骨二十四节，今云二十一节者，
除项骨三节不在内。尾骶骨男子者尖，女人者平。
腰围四尺二寸。

【按】背部折法：自大椎至尾骶，通折三
尺。上七节各长一寸四分一厘，共九寸八分七

厘。中七节各一寸六分一厘，共一尺一寸二分
七厘。第十四节与脐平，下七节各一寸二分六
厘，共八寸八分二厘，共二尺九寸九分六厘。
不足四厘者，有零未尽也。直寸依此，横寸用
中指同身寸法。

脊骨内阔一寸。凡云第二行侠脊一寸半，
三行侠脊三寸者，眦除脊一寸外，净以寸半三
寸论，故在二行当为二寸，在三行当为三寸
半也。

侧部 自拄骨下行腋中不见者，长四寸。
拄骨，颈项根骨也。 腋以下至季胁，长一尺二
寸。季胁，小肋也。 季胁以下至髀枢，长六寸。
大腿曰股，股上曰髀。楗骨之下，大腿之上，两骨合缝
之所曰髀枢，当足少阳环跳穴处也。 髀枢下至膝
中，长一尺九寸。横骨上廉下至内辅之上廉，
长一尺八寸。骨际曰廉，膝旁之骨突出者曰辅骨，内
曰内辅，外曰外辅。 内辅之上廉以下至下廉，
长三寸半。上廉、下廉，可摸而得。 内辅下廉下
至内踝，长一尺二寸。内踝以下至地，长
三寸。

四肢部 肩至肘，长一尺七寸。 肘至
腕，长一尺二寸半。臂之中节曰肘。 腕至中指
本节，长四寸。臂掌之交曰腕。 本节至末，长
四寸半。指之后节曰本节。 膝以下至外踝，长

一尺六寸。　膝腘以下至跗属，长一尺六寸。
腘，腿湾也。跗，足面也。膝在前，腘在后。跗属者，
凡两踝前后胫掌所交之处，眦为跗之属也。　跗属以
下至地，长三寸。　外踝以下至地，长一寸。
足长一尺二寸，广四寸半。

【按】骨度乃《灵枢经·骨度篇》文所论之
长短，眦古数也。然骨之大者太过，小者不
及，此亦但言其则耳。至于周身手足折量之
法，当用前中指同身寸法为是。

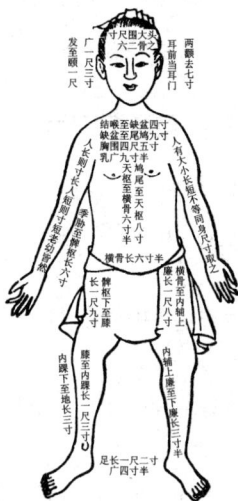

正面骨度尺寸图

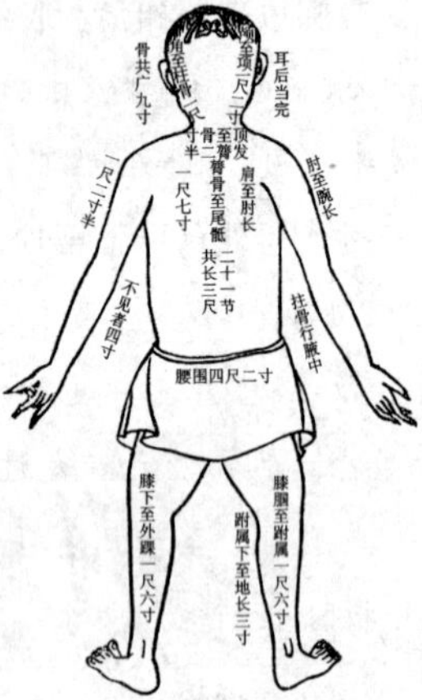

背面骨度尺寸图

前头面颈诸穴行列

头部顶中 中行凡一穴：百会属督脉

头部前 中行凡四穴：神庭 上星 囟会 前顶俱属督脉

两旁第二行左右凡八穴：曲差 五处 承光 通天俱足太阳穴

两旁第三行左右凡六穴：临泣 目窗 正营俱足少阳穴

正面部 中行凡五穴：素髎 水沟 兑端 龈交俱督脉穴 承浆任脉穴

两旁第二行左右凡十穴：攒竹 睛明俱足太阳穴 迎香 禾髎俱手阳明穴 巨髎足阳明穴

两旁第三行左右凡十穴：阳白足少阳

承泣　四白　地仓　大迎俱足阳明穴

　　两旁第四行左右凡八穴：本神　童子髎俱

足少阳穴　丝竹空手少阳穴　颧髎手太阳穴

颈部　中行凡二穴：廉泉　天突俱属任脉

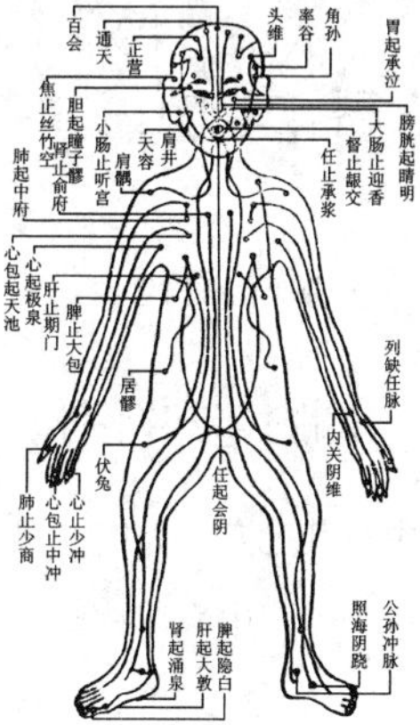

仰人诸经起止全图

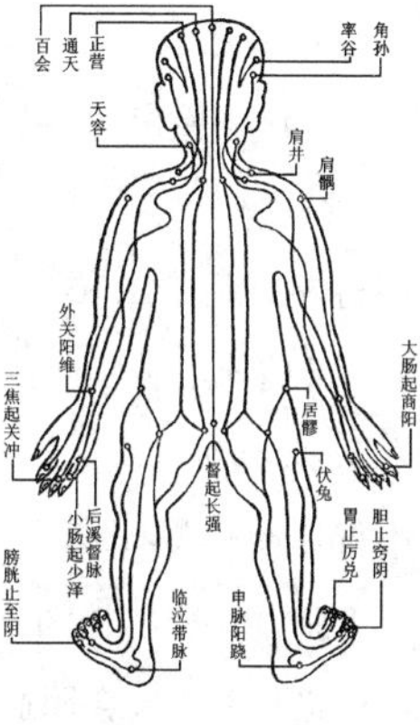

俯人诸经起止全图

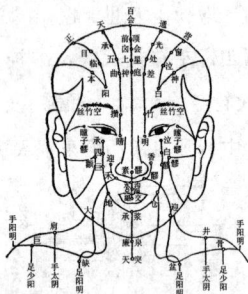

前头面颈穴总图

胸腹诸穴行列

胸部 中行凡七穴：天突　璇玑　华盖　紫宫　玉堂　膻中　中庭俱任脉

两旁第二行左右凡十二穴去中行任脉二寸：俞府　彧中　神藏　灵墟　神封　步廊俱足少阴

两旁第三行左右凡十二穴自气户夹俞府旁二寸，去中行四寸：气户　库房　屋翳　膺窗　乳中　乳根俱足阳明

两旁第四行左右凡十二穴自云门夹气户旁二寸，去中行六寸：云门　中府俱手太阴　周荣　胸乡　天溪　食窦俱足太阴

腹部 中行凡十五穴：鸠尾　巨阙　上脘　中脘　建里　下脘　水分　神阙　阴交　气海　石门　关元　中极　曲骨　会阴俱任脉

两旁第二行左右凡二十二穴自幽门夹巨阙两

旁各半寸，循冲脉下行至横骨：**幽门　通谷　阴都**

石关　商曲　肓俞　中柱　四满　气穴　大赫

横骨俱足少阴

两旁第三行左右凡二十六穴自不容夹幽门两

旁各一寸五分，去中行二寸：**不容　承满　梁门**

关门　太乙　滑肉门　天枢　外陵　大巨　水

道　归来　气冲俱足阳明　**急脉**足厥阴穴，挟气冲

旁各半寸，去中行二寸半

两旁第四行左右凡十四穴自期门上直两乳，

挟不容旁各一寸五分，去中行三寸半：**期门**足厥阴

日月足少阳　**腹哀　大横　腹结　府舍　冲门**

俱足太阴

后头项诸穴行列

头部后　中行凡五穴：**后顶　强间　脑户**

风府　哑门俱属督脉

两旁第二行左右凡六穴：**络却　玉枕　天**

柱俱足太阳穴

两旁第三行左右凡六穴：**承灵　脑空　风**

池俱足少阳穴

两旁第四行左右凡四穴：**完骨**足少阳穴

天牖手少阳穴

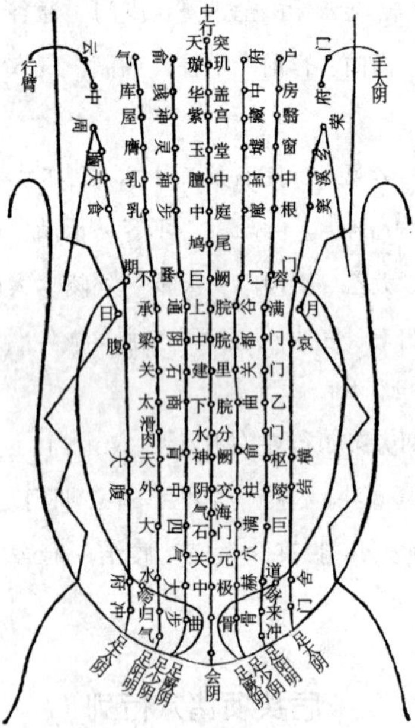

胸腹穴总图

背穴行列

　　背部　中行凡十四穴：大椎　陶道　身柱
神道　灵台　至阳　筋缩　中枢　脊中　悬枢
命门　阳关　腰俞　长强俱督脉

　　两旁第二行左右凡十四穴：大杼　风门
肺俞　厥阴俞　心俞　膈俞　肝俞　胆俞
脾俞　胃俞　三焦俞　肾俞　大肠俞　小肠
俞　膀胱俞　中膂俞　白环俞上俱挟脊，去中行

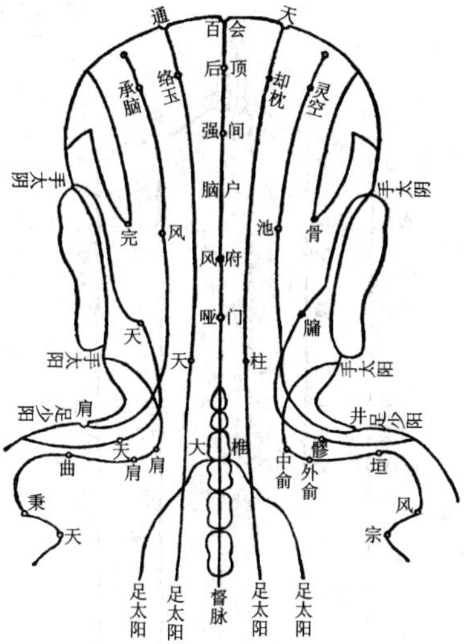

后头项穴总图

二寸 上髎 次髎 中髎 下髎上俱挟脊骨两
旁，十七、十八、十九、二十椎空中 会阳挟尻骨两
旁上。俱足太阳穴

两旁第三行左右凡二十八穴去脊中行三寸五
分：附分 魄户 膏肓俞 神堂 譩譆 膈关
魂门 阳纲 意舍 胃仓 肓门 志室 胞肓
秩边俱足太阳

侧头面颈肩诸穴行列

侧头部 左右凡二十八穴：头维足阳明穴
颔厌 悬颅 悬厘 曲鬓 率谷 天冲 浮白

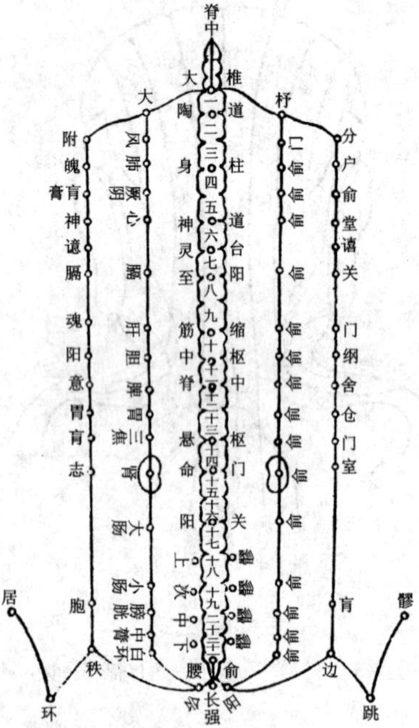

背穴总图

窍阴俱足少阳穴　角孙　颅息　瘈脉　翳风　丝
竹俱手少阳穴

　　侧面部　左右凡十四穴：客主人　听会俱
足少阳　和髎　耳门俱手少阳　听宫手太阳　下
关　颊车俱足阳明穴

　　侧项部　左右凡十四穴：人迎婴筋之前
水突　气舍俱足阳明穴　扶突婴筋之后　天鼎俱
阳明　天窗扶突后　天容俱手太阳穴

肩髆部 左右凡十二穴：巨骨　肩髃　臂

臑俱手阳明　肩井足少阳穴　肩髎　臑会俱手少

阳穴

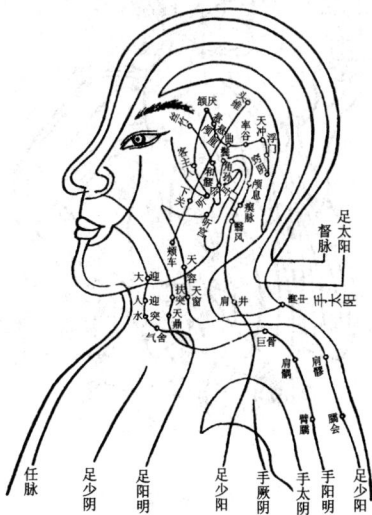

侧头面项肩穴总图

侧腋胁肋诸穴行列

侧腋胁肋部

左右凡二十六：渊液　辄筋俱足少阳　天

池手厥阴　大包足太阳　章门足厥阴　京门　带

脉　五枢　维道　居髎俱足少阳

〔附〕两手奇俞穴

左右凡六穴：拳尖在中指本节前骨尖上，握拳

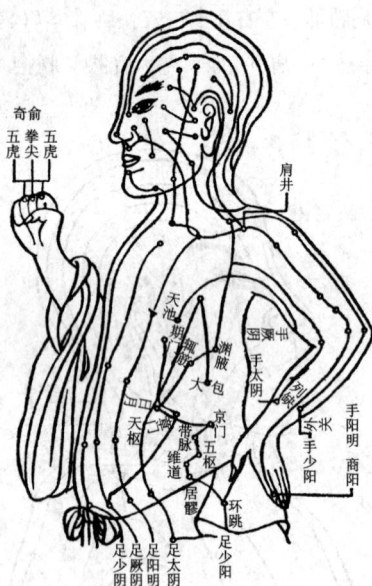

侧腋胁肋穴总图

取之　　五虎一在手食指背间，一在无名指背间，眦在次节三节相接骨尖上各一穴，握拳取之

手三阴经总穴名

手太阴肺经，行臂内凡九穴，左右同 起手大指端行三阴之上：少商　鱼际　太渊　经渠
列缺　孔最　尺泽　侠白　天府

手厥阴心包络经，行臂内凡八穴，左右同 起手中指端，行三阴之中：中冲　劳宫　大陵　内

关　间使　郄门　曲泽　天泉

　　手少阴心经，行臂内凡九穴，左右同_{起手}

_{小指内侧端，行三阴之下}：少冲　少府　神门　阴

郄　通里　灵道　少海　青灵　极泉

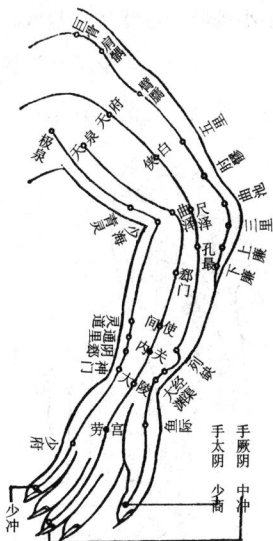

手三阴经总穴图

手三阳经总穴名

　　手阳明大肠经，行臂外，凡十四穴，左右

同_{起手食指端，行三阳之上}：商阳　二间　三间

合谷　阳溪　偏历　温溜　下廉　上廉　三里

曲池　肘髎　五里　臂臑

手少阳三焦经，行臂外凡十二穴，左右同

起手无名指端，行三阳之中：关冲　液门　中渚

阳池　外关　支沟　会宗　三阳络　四渎　天

井　清冷渊　消泺

手太阳小肠经，行臂外凡八穴，左右同 起

手小指外侧端，行三阳之下：少泽　前谷　后溪

腕骨　阳谷　养老　支正　小海

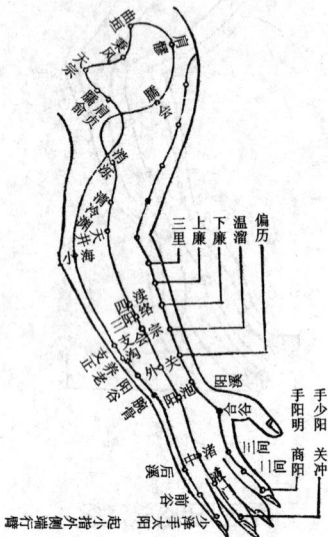

手三阳经总穴图

足三阴经总穴名

足厥阴肝经，行足股内凡十一穴，左右同

起足大指端，行三阴之前：**大敦　行间　太冲　中封　蠡沟　中都　膝关　曲泉　阴包　五里　阴廉**

　　足太阴脾经，行足股内凡十一穴，左右同

起足大指内侧端，行三阴之中：**隐白　大都　太白　公孙　商丘　三阴交　漏谷　地机　阴陵泉　血海　箕门**

　　足少阴肾经，行足股内凡十穴，左右同起足心，行三阴之后：**涌泉　然谷　太溪　大钟　照海　水泉　复溜　交信　筑宾　阴谷**

足三阳经总穴名

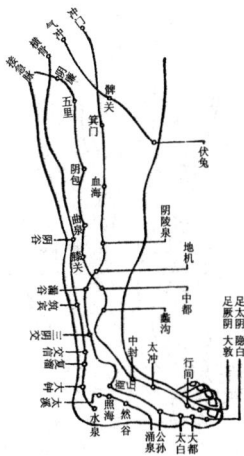

足三阴经总穴图

足阳明胃经，行足股外凡十五穴，左右同 起足三指端，行三阳之前：厉兑　内庭　陷谷　冲阳　解溪　丰隆　下巨虚　条口　上巨虚　三里　犊鼻　梁丘　阴市　伏兔　髀关

足少阳胆经，行足股外凡十五穴，左右同 起足四指端，行三阳之中：窍阴　侠溪　地五会临泣　丘墟　悬钟　阳辅　光明　外丘　阳交阳陵泉　阳关　中渎　环跳　风市

足太阳膀胱经，行足股后凡十九穴，左右同 起足小指外侧端，行三阳之后：至阴　通谷　束骨　京骨　金门　申脉　仆参　昆仑　跗阳飞扬　承山　承筋　合阳　委中　委阳　浮郄殷门　承扶　会阳

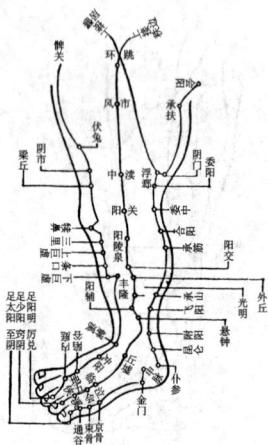

足三阳经总穴图

肺脏经文

经云：肺者，相傅之官，治节出焉。其形四垂，附着于脊之第三椎中。有二十四空，行列分布，以行诸脏之气，为脏之长，为心之盖。又云：是经常多气少血。

《难经》曰：肺重三斤三两，六叶两耳，凡八叶，主藏魄。

《中藏经》曰：肺者生气之原，乃五脏之华盖。

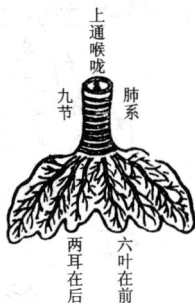

手太阴肺脏图

张介宾曰：肺叶白莹，谓为华盖，以覆诸脏。虚如蜂窠，下无透窍，吸之则满，呼之则虚，一呼一吸，消息自然，司清浊之运化，为人身之橐籥。

肺经循行经文

肺手太阴之脉，起于中焦，下络大肠，还循胃口，上膈属肺，从肺系横出腋下，下循臑内，行少阴心主之前，下肘中循臂内上骨下廉，入寸口上鱼，循鱼际出大指之端；其支者，从腕后直出次指内廉，出其端。

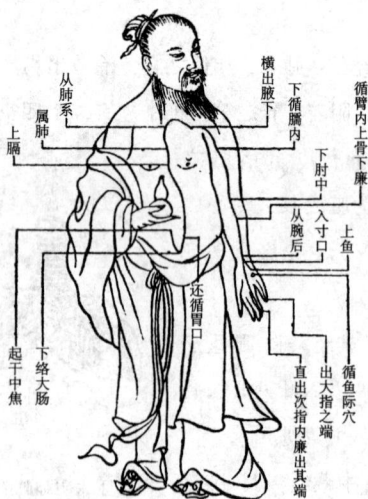

肺经循行图

肺经循行歌

要诀　手太阴肺中焦生，络肠循胃散流行，上膈属肺从肺系，横出腋下臑肘中，循臂寸口上鱼际，大指内侧爪端通，支络还从腕后出，接次指属阳明经。

【解释】手太阴肺经之脉，起于中焦者，言起于任脉中脘穴也。下络大肠，还循胃口者，

谓本经之络，散布流行，下则络于大肠，还上
而循胃口，非上膈属肺直行之经也。夫经络流
行，循还无端。故手太阴之脉，必自足厥阴经
之支者期门穴，循行中脘穴，上膈属肺，以交
于手太阴肺经也。从肺系横出腋下，至于中
府、云门穴，下循于臑内天府、侠白穴；从侠
白行少阴心主经脉之前，下行肘中尺泽穴；从
尺泽循臂内上骨下廉孔最穴，从孔最入寸口列
缺、经渠、太渊穴；从太渊上鱼入鱼际穴；从
鱼际出大指之端少商穴而终焉。其支者从腕后
直出，循行次指内廉出其端，以交于手阳明大
肠经也。

肺经穴歌

手太阴肺十一穴，中府云门天府列，次则
侠白下尺泽，又次孔最与列缺，经渠太渊下鱼
际，抵指少商如韭叶。

肺经分寸歌

要诀 太阴中府三肋间，上行云门寸六
许，云在任玑旁六寸，大肠巨骨下二骨，天
府腋三动脉求，侠白肘上五寸主，尺泽肘中
约纹是，孔最腕上七寸拟，列缺腕上一寸半，

经渠寸口陷中取，太渊掌后横纹头，鱼际节后散脉里，少商大指端内侧，鼻衄刺之立时止。

【解释】中府在任脉中行华盖穴旁，直开去六寸，乳上三肋间陷中，动脉应手，仰而取之，是其穴也。上直行一寸六分，在手阳明大肠经巨骨之下陷中，动脉应手，举臂取之，云门穴也。从云门穴下循臑内，腋下三寸动脉陷中，以鼻尖点墨取之，天府穴也。从天府穴下行肘中，约纹上去五寸动脉中，侠白穴也。从侠白穴下行肘中，约纹上屈肘横纹筋骨罅中，动脉应手，尺泽穴也。从尺泽穴下行腕前，约纹上七寸，上骨、下骨间陷中，孔最穴也。从孔最穴循外侧行腕后，侧上一寸五分，以两手交叉，当食指末筋骨罅中，列缺穴也。从列缺穴循行寸口陷中，经渠穴也。从经渠穴内循手掌后陷中，太渊穴也。从太渊穴上鱼，手大指本节后，内侧陷中散脉中白肉际，鱼际穴也。从鱼际穴循行手大指内侧之端，去爪甲角如韭叶许白肉际，少商穴也。

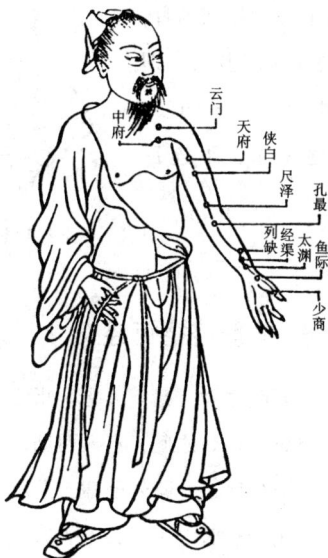

肺经穴图

大肠经文

经云：大肠者，传道之官，变化出焉。又云：回肠当脐左回十六曲，大四寸，径一寸，寸之少半，长二丈一尺，受谷一斗，水七升半。又云：广肠附脊以受回肠，乃出滓秽之路。大八寸，径二寸，寸之大半，长二尺八寸，受谷九升三合八分合之一。是经多气少血。《难经》曰：大肠重二斤十二两，肛门重十二两。

张介宾曰：按回肠者，以其回叠也；广肠者，即回肠之更大者；直肠者，又广肠之末节，下连肛门也。

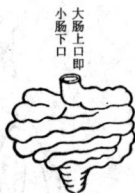

手阳明大肠腑图

大肠经循行经文

大肠手阳明之脉，起于大指次指之端，循指上廉，出合谷两骨之间，上入两筋之中，循臂上廉，入肘外廉，上臑外前廉，上肩出髃骨之前廉，上出于柱骨之上会，下入缺盆，络肺下膈属大肠。其支者，从缺盆上颈贯颊，入下齿中，还出挟口，交人中，左之右，右之左，上挟鼻孔。

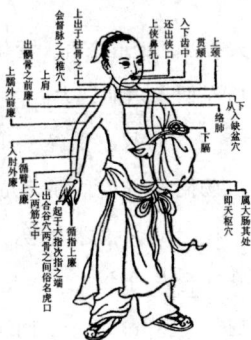

大肠经循行图

大肠经循行歌

要诀 阳明之脉手大肠，次指内侧起商阳，循指上廉出合谷，岐骨两筋循臂肪，入肘外廉循臑外，肩端前廉柱骨旁，从肩下入缺盆内，络肺下膈属大肠。支从缺盆直上颈，斜贯颊前下齿当，环出人中交左右，上侠鼻孔注迎香。

【解释】手阳明大肠经之脉，起于大指次指内廉之端。出于大指者，谓出于大指少商穴也，本经之络。其支者，直出于次指之端，以交于手阳明大肠经之商阳穴，故曰：起于大指次指之端也。从商阳穴循食指上廉，二间、三间穴也。从三间穴循出两骨之间，合谷穴也。从合谷上两筋之间，阳溪穴也。从阳溪穴循臂上廉至偏历、温溜、下廉、上廉、三里穴也。从三里穴入肘外廉，曲池穴也。从曲池穴上臑外前廉，肘髎、五里、臂臑穴也。从臂臑穴上肩，肩髃穴也。从肩髃穴出髃骨之前廉，巨骨穴也。从巨骨穴上出于柱骨之会上，言会于督脉之大椎穴也；自督脉大椎穴入交足阳明胃经之缺盆穴。络肺下膈属大肠者，谓其支从缺盆上颈，复循本经之天鼎穴，贯颊至扶突穴也。

从扶突穴入下齿中禾髎穴，从禾髎穴还出挟口交人中，左之右，右之左，上挟鼻孔迎香穴而终，以交于足阳明胃经也。

大肠经穴歌

手阳明穴起商阳，二间三间合谷藏，阳溪偏历历温溜，下廉上廉三里长，曲池肘髎迎五里，臂臑肩髎巨骨起，天鼎扶突接禾髎，终以迎香二十止。

大肠经分寸歌

要诀　商阳食指内侧边，二间来寻本节前，三间节后陷中取，合谷虎口岐骨间，阳溪上侧腕中是，偏历腕后三寸安，温溜腕后去五寸，池前五寸下廉看，池前三寸上廉中，池前二寸三里逢，曲池曲肘纹头尽，肘髎上臑外廉近，大筋中央寻五里，肘上三寸行向里，臂臑肘上七寸量，肩髃肩端举臂取，巨骨肩尖端上行，天鼎喉旁四寸真，扶突天突旁三寸，禾髎水沟旁五分，迎香禾髎上一寸，大肠经穴自分明。

【解释】商阳穴在手食指内侧端后，去爪甲角如韭叶许，是其穴也。从商阳穴循食指上廉，本节前内侧陷中，二间穴也。从二间穴循食指本节后，内侧陷中，三间穴也。从三间穴循行手大指次指岐骨间陷中，合谷穴也。从合谷穴循行手腕中上侧，两筋间陷中，张大指次指取之，阳溪穴也。从阳溪穴上行手腕后，上侧三寸，偏历穴也。从偏历穴上行三寸，温溜穴也。从温溜穴上行二寸五分，辅锐肉分，下廉穴也。从下廉穴上行一寸，上廉穴也。从上廉穴上行一寸，锐肉之端，按之肉起，手三里穴也。从手三里穴上二寸，以手拱胸屈肘，横纹头陷中取之，曲池穴也。从曲池穴上行大骨外廉陷中，肘髎穴也。从肘髎穴循行肘上三寸，向里大脉中央，五里穴也。从五里穴上行四寸，两筋两骨罅宛宛陷中，伸臂平手取之，臂臑穴也。从臂臑穴上行髃骨头，肩端上两骨罅陷处宛宛中，举臂取之有空，肩髃穴也。从肩髃穴上行臂端，两叉骨间陷中，巨骨穴也。从巨骨穴循颈，缺盆上直行扶突下一寸，天鼎穴也。从天鼎穴上直行曲颊下一寸，人迎后一寸五分，仰而取之，扶突穴也。从扶突穴贯颊直鼻孔下，水沟旁五分，禾髎穴也。从禾髎穴上一寸，鼻孔旁五分，迎香穴也。

胃腑经文

经云：脾胃者，仓廪之官，五味出焉。又云：胃者，水谷气血之海也。又云：胃大一尺五寸，径五寸，长二尺六寸，横屈，受水谷三斗五升，其中之谷，常留二斗，水一斗五升而满。又云：是经多气少血。

《难经》曰：胃重二斤一两。

张介宾曰：胃之上口名曰贲门，饮食之精气，从此上输于脾肺，宣布于诸脉。胃之下口，即小肠上口，名曰幽门。

胃经循行经文

胃足阳明之脉，起于鼻之交頞中，旁约太阳之脉，下循鼻外，入上齿中，还出侠口环唇，下交承浆，却循颐后下廉，出大迎循颊车，上耳前，过客主人，循发际，至额颅。其支者，从大迎前下人迎，循喉咙，入缺盆，下膈，属胃，络脾。其直者，从缺盆下乳内廉，下侠脐，入气街中。其支者，起于胃下口，循腹里，下至气街中而合，以下髀关抵伏兔，下膝膑中，下循胫外廉，下足跗，入中趾内间；其支者，下廉穴三寸而别，入中趾外间；其支者，别跗上，入大趾间，出其端。

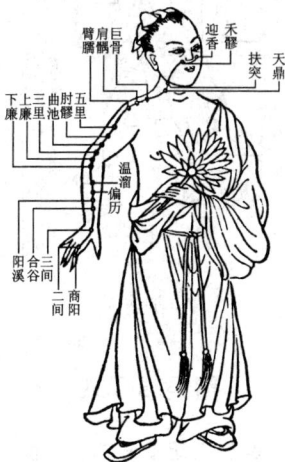

大肠经穴图

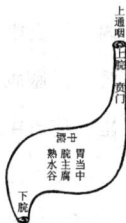

足阳明胃腑图

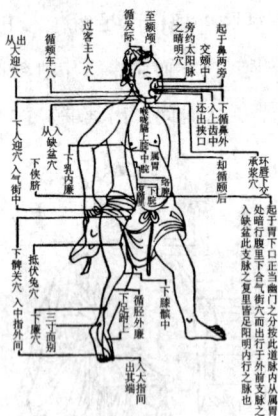

胃经循行图

胃经循行歌

要诀 胃足阳明交鼻起，下循鼻外入上齿，还出侠口绕承浆，颐后大迎颊车里，耳前发际到额颅，支下人迎缺盆底，下膈入胃络脾宫，直者缺盆下乳内，一支幽门循腹中，下行直合气街逢，遂由髀关抵膝膑，胻跗足趾内间同；一支下膝注三里，前出中趾外间通，一支别走足跗趾，大趾之端经尽已。

【解释】足阳明胃经之脉，起于鼻者，是谓由迎香穴上交频中两旁，约过足太阳脉之睛明穴，分下循鼻外，始交于足阳明之承泣、四白、巨髎穴也；从巨髎入上齿中，还出侠口之

地仓穴；还绕唇下，交会任脉之承浆穴，却循
颐后下廉，复交本经之大迎穴，由大迎出循颊
车穴，上行耳前，过客主人穴，合少阳经，循
发际至额颅两旁之悬颅穴、颔厌穴，复交足阳
明之头维穴、下关穴。其支者，行大迎穴，从
大迎前循人迎、水突穴、气舍穴，循喉咙入缺
盆穴，下膈属胃络脾，散布脏腑。其直者，从
缺盆穴，直行气户、库房、屋翳、膺窗、乳
中、乳根等穴下乳内廉不容穴也；从不容循承
满、梁门、关门、太乙、滑肉门等穴下侠脐天
枢穴也；从天枢、外陵、大巨、水道、归来等
穴，入气街中气冲穴也。其支者，起于胃口，
是谓前之属胃络脾之支，下循腹里，下至气街
中而合气街穴，会冲脉上行者也；其下行本经
者，髀关穴也。抵伏兔至伏兔穴下，从伏兔行
阴市穴、梁丘穴，下膝膑中犊鼻穴，循足三里
上巨虚、条口、下巨虚等穴，下循胫外廉丰隆
穴也；从丰隆循解溪穴，下足跗冲阳穴也；从
冲阳行陷谷穴、内庭穴，入次趾外间也。其本
支别支，一自下巨虚穴下入次趾外间；一别循
跗上入大趾次趾间厉兑穴，出其端，交于足太
阴脾经也。

【按】足阳明是足大趾之次趾，不是中趾，
必传写之误。

胃经穴歌

　　四十五穴足阳明，承泣四白巨髎经，地仓大迎登颊车，下关头维对人迎，水突气舍连缺盆，气户库房屋翳寻，膺窗乳中下乳根，不容承满出梁门，关门太乙滑肉起，天枢外陵大巨里，水道归来达气街，髀关伏兔走阴市，梁丘犊鼻足三里，上巨虚连条口底，下巨虚下有丰隆，解溪冲阳陷谷同，内庭厉兑阳明穴，大指次指之端终。

胃经分寸歌

　　要诀　胃之经兮足阳明，承泣目下七分寻，再下三分名四白，巨髎鼻孔旁八分。地仓侠吻四分近，大迎颔下寸三中，颊车耳下八分陷，下关耳前动脉行。头维神庭旁四五，人迎喉旁寸五真，水突筋前人迎下，气舍喉下一寸乘。缺盆舍下横骨陷，气户下行一寸明，库房下行一寸六，屋翳膺窗乳中根。不容巨阙旁二寸，一寸承满与梁门，关门太乙滑肉门，天枢脐旁二寸寻。枢下一寸外陵穴，陵下一寸大巨陈，巨下三寸水道穴，水下二寸归来存。气街归来下一寸，共去中行二寸匀，髀关膝上尺二

许，伏兔髀下六寸是。阴市伏兔下三寸，梁丘
市下一寸记，犊鼻膝膑陷中取，膝眼三寸下三
里。里下三寸上廉穴，廉下二寸条口举，再下
二寸下廉穴，复上外踝上八寸，却是丰隆穴当
记。解溪则从丰隆下，内循足腕上陷中，冲阳
解下高骨动，陷谷冲下二寸名，内庭次指外岐
骨，厉兑大次指端中。

【解释】承泣穴，在目下七分，目下胞陷
中，上直瞳子正视取之，是其穴也。从承泣直
下三分，颧空骨内，亦直瞳子取之，四白穴
也。从四白下行，侠鼻孔旁八分，亦直瞳子取
之，巨髎穴也。从巨髎下行，侠口吻旁四分外
许，近下微有动脉，地仓穴也。从地仓行腮颔
下前一寸三分，骨陷中动脉，大迎穴也。从大
迎行耳下曲颊端，近前八分陷中，侧卧开口取
之，颊车穴也。从颊车上行，耳前动脉，侧卧
合口有空取之，下关穴也。从下关上行额角，
入发际以督脉中行神庭穴旁开四寸半，头维
穴也。

从头维下行，颈下侠结喉旁一寸五分，大
动脉应手，伸头取之，人迎穴也。从人迎下直
行，颈大筋前内贴气喉，水突穴也。从水突下
直行，颈大筋前结喉下一寸许陷中，贴骨尖上
有缺处，气舍穴也。从气舍下行，肩上横骨陷

中，缺盆穴也。

从缺盆下行，巨骨下一寸，旁开中行四寸陷中，仰而取之，气户穴也。从气户下行一寸六分，亦旁开中行四寸陷中，仰而取之，库房穴也。从库房下行一寸六分，亦旁开中行四寸陷中，仰而取之，屋翳穴也。从屋翳下行一寸六分，亦旁开中行四寸陷中，仰而取之，膺窗穴也。从膺窗下行，当乳头之中，乳中穴也。

从乳中下行一寸六分，亦旁开中行四寸陷中，仰而取之，乳根穴也。从乳根行在第四肋端，旁开中行二寸，不容穴也。从不容穴下一寸，亦旁开中行二寸，承满穴也。从承满下一寸，亦旁开中行二寸，梁门穴也。从梁门下一寸，亦旁开中行二寸，关门穴也。从关门下一寸，旁开中行二寸，太乙穴也。从太乙下一寸，亦旁开中行二寸，滑肉门穴也。从滑肉门下一寸，侠脐旁二寸许陷中，天枢穴也。从天枢下一寸，亦旁开中行二寸，外陵穴也。从外陵下一寸，亦旁开中行二寸，大巨穴也。从大巨下三寸，亦旁开中行二寸，即水道穴也。从水道下二寸，亦旁开中行二寸，即归来穴也。从归来下行，在腿班中有肉核，名曰鼠溪，直上一寸，动脉应手，亦旁开中行二寸，气街穴也。

从气街下行，膝上一尺二寸许，中行左右各三指按捺，上有肉起如伏兔之状，故名伏兔。在此肉起后，交纹中，髀关穴也。从髀关下行，膝上六寸起肉间，正跪坐而取之，伏兔穴也。从伏兔下行三寸，在伏兔之下陷中，拜揖而取之，阴市穴也。从阴市下行一寸两筋间，梁丘穴也。从梁丘下行过膝盖骨，下胻骨上陷中，俗名膝眼，此处陷中两旁有空状如牛鼻在外侧者，犊鼻穴也。

从犊鼻下行，胻骨外侧大筋内宛中，足三里穴也犊鼻即膝眼处也。从足三里下行三寸，两筋骨陷中，举足取之，上巨虚穴也。从上巨虚下行二寸，举足取之，条口穴也。从条口下行一寸，两筋骨陷中，蹲地举足取之，下巨虚穴也。从下巨虚复斜向后，上行，在足外踝上八寸，胻骨外廉陷中，丰隆穴也。从丰隆内循下足腕上，中行陷中，解溪穴也。

从解溪下行足跗上，即脚面也，高骨间动脉，冲阳穴也。从冲阳下行二寸，至足大趾之次趾本节后陷中，陷谷穴也。从陷谷下至足大趾之次趾本节前岐骨外间陷中，内庭穴也。从内庭下行足大趾之次趾之端，去爪角如韭叶许，厉兑穴也。

金医
鉴宗

鍼灸心法要诀

胃腑经文

脾脏经文

经云：脾胃者，仓廪之官，五味出焉。又云：谏议之官，知周出焉。又云：形如刀镰，与胃同膜，而附其上之左俞，当十一椎下。闻声则动，动则磨胃而主运化。其合肉也，其荣唇也，开窍于口。又云：是经常多气少血。

《难经》曰：脾重二斤三两，广扁三寸，长五寸，有散膏半斤，主裹血，温五脏，主藏意与智。

《中藏经》曰：脾主消磨五谷，养于四旁。

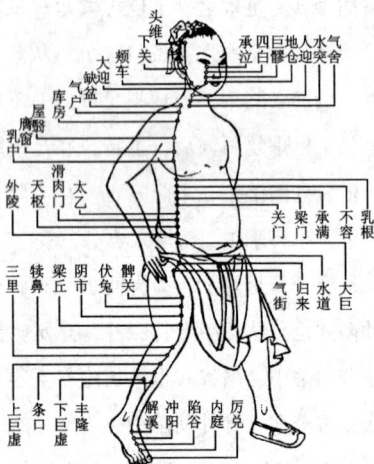

胃经穴图

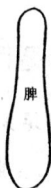

足太阴脾脏图

脾经循行经文

脾足太阴之脉，起于大趾之端，循趾内侧白肉际，过核骨后，上内踝前廉，上腨内，循胫骨后，交出厥阴之前，上膝股内前廉，入腹属脾，络胃上膈，侠咽连舌本，散舌下。其支者，复从胃，别上膈，注心中。

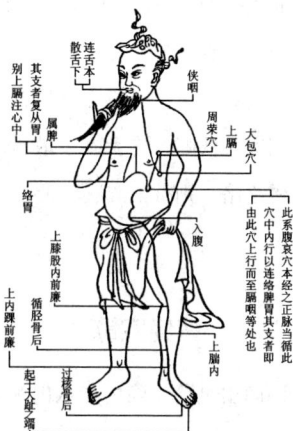

脾经循行图

脾经循行歌

要诀　太阴脾起足大趾，上循内侧白肉际，核骨之后内踝前，上腨循胻经膝里，股内前廉入腹中，属脾络胃与膈通，侠喉连舌散舌下，支络从胃注心中。

【解释】足太阴脾经之脉，起于足大趾之端隐白穴也。从隐白循趾内侧白肉际，大都穴也。从大都过核骨后，太白穴也。从太白循公孙穴、商丘穴，上内踝前廉，三阴交穴也。从三阴交上腨内循胫骨后，漏谷穴也。从漏谷交出厥阴之前，地机穴、阴陵泉穴也。从阴陵泉上膝股内前廉，血海穴、箕门穴、冲门穴也。从冲门入腹，属脾络胃，循行府舍、腹结、大横、腹哀、食窦、天溪、胸乡、周荣、大包等穴而上行咽喉，侠咽、连舌本，散舌下也。其支者，从胃之络，别行上膈，注心中，以交于手少阴心经也。

脾经穴歌

足太阴脾由足蹈，隐白先从内侧起，大都太白继公孙，商丘直上三阴坞，漏谷地机阴陵泉，血海箕门冲门前，府舍腹结大横上，腹哀食窦天溪连，胸乡周荣大包尽，二十一穴太阴全。

脾经分寸歌

要诀 大趾端内侧隐白，节后陷中求大都，太白内侧核骨下，节后一寸公孙呼。商丘内踝微前陷，踝上三寸三阴交，再上三寸漏谷是，踝上五寸地机朝。膝下内侧阴陵泉，血海膝膑上内廉，箕门穴在鱼腹上，动脉应手越筋间。冲门横骨两端动，府舍上行七分看，腹结上行三寸入，大横上行一寸三。腹哀上行三寸半，食窦上行三寸间，天溪上行一寸六，胸乡周荣亦同然。然斜腋下六寸许，大包九肋季胁端。

【解释】隐白穴，在足大趾内侧端后，去爪甲角如韭叶许，是其穴也。从隐白行足大趾内侧，次节末骨缝，赤白肉际陷中，大都穴也。从大都行足大趾后内侧，内踝前核骨下，赤白肉际陷中，太白穴也。从太白上行，足大趾本节后一寸，内踝前陷中，公孙穴也。从公孙上行，内踝下微前陷中，商丘穴也。从商丘上行，内踝踝尖上三寸，夹骨陷中，三阴交穴也。从三阴交上行三寸，夹骨陷中，漏谷穴也。从漏谷上行五寸，在膝下五寸内侧，夹骨陷中，伸足取之，地机穴也。从地机上行膝下，内侧曲膝横纹头陷中，阴陵泉穴也。

从阴陵泉上行，在膝膑上一寸，内廉白肉际陷中，血海穴也。从血海上行，在鱼腹上越两筋间，阴股内廉，动脉应手，不禁重按，箕门穴也。从箕门上行，横骨两端约纹中动脉，去腹中行旁开三寸半，冲门穴也。

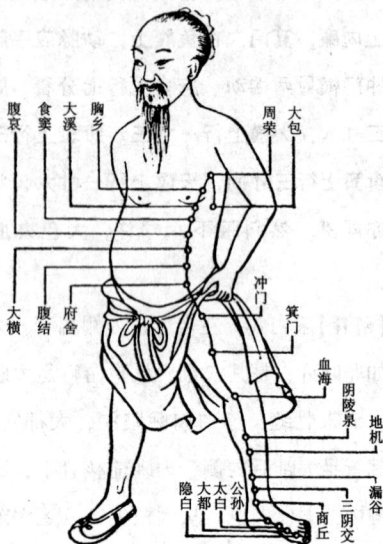

脾经穴图

从冲门上行七分，去腹中行，亦旁开三寸半，府舍穴也。从府舍上行三寸，去腹中行，亦旁开三寸半，腹结穴也。从腹结上行一寸三分，去腹中行，亦旁开三寸半，大横穴也。从大横上行三寸半，去腹中行，亦旁开三寸半，腹哀穴也。从腹哀上行三寸，或从乳上三肋间，动脉应手处，往下六寸四分，去胸中行旁开六寸，举臂取之，食窦穴也。从食窦上行一寸六分，去胸中行旁开六寸，仰而取之，天溪穴也。从天溪上行一寸六分，去胸中行亦旁开六寸，仰而取之，胸乡穴也。从胸乡上行一寸六分，去胸中行亦旁开六寸，仰而取之，周荣穴也。从周荣外斜下行，过少阳胆经渊液穴下三寸，至液下六寸许，出九肋间季胁端，大包穴也。

心脏经文

经云：心者，君主之官，神明出焉。又云：心居肺管之下，膈膜之上，附着脊之第五椎。其合脉也，其荣色也。开窍于耳，又曰开窍于舌。又云：是经少血多气。

《难经》曰：心重十二两，中有七孔三毛，盛精汁三合，主藏神。

张介宾曰：心象尖圆，形如莲蕊。其中有窍，多寡不同，以导引天真之气。下无透窍，上通乎舌，共有四系，以通四脏。心外有赤黄脂裹，是为心包络。心下有膈膜，与脊胁周回相着，遮蔽浊气，使不得上熏心肺，所谓膻中也。

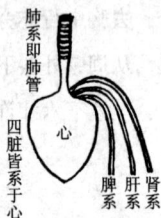

肺系即肺管

四脏皆系于心

脾系 肝系 肾系

心

手少阴心脏图

心经循行经文

心手少阴之脉，起于心中，出属心系，下膈络小肠。其支者，从心系上侠咽，系目系。

其直者，复从心系却上肺，下出腋下，循臑内
后廉，行手太阴肺心主之后，下肘内，循臂内
后廉，抵掌后锐骨之端，入掌内后廉，循小指
之内出其端。

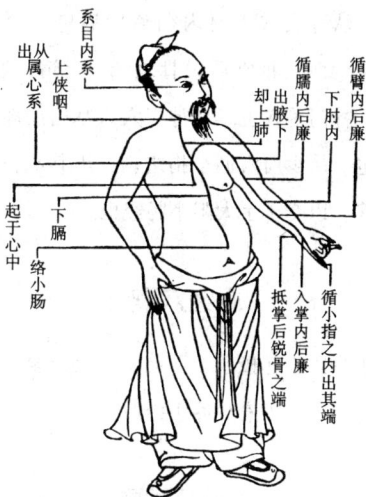

心经循行图

心经循行歌

要诀　手少阴脉起心中，下膈直与小肠
通。支者还从肺系走，直上喉咙系目瞳。直者
上肺出腋下，臑后肘内少海从，臂内后廉抵掌
中，锐骨之端注少冲。

【解释】手少阴心经之脉，起于心中，出属

心系，由心系下膈，络小肠。其经之支者，从心系上行侠咽，系目之系。其经之直者，复从心系退上通肺，行手太阴肺心主之后，下出行腋下，极泉穴也。从极泉穴循臑内后廉，青灵穴也。从青灵穴下肘内循臂内后廉，少海穴也。从少海穴抵掌后锐骨之端，灵道、通里、阴郄、神门等穴也。从神门穴入掌内后廉，少府穴也。从少府穴循小指之内，出其端，少冲穴而终，以交于手太阳小肠经也。

心经穴歌

手少阴心起极泉，青灵少海灵道全，通里阴郄神门下，少府少冲小指边。

心经分寸歌

要诀 少阴心起极泉中，腋下筋间动引胸，青灵肘上三寸取，少海肘后端五分，灵道掌后一寸半，通里腕后一寸同，阴郄腕后内半寸，神门掌后锐骨隆，少府小指本节末，小指内侧取少冲。

【解释】极泉穴，在腋下臂内筋间动脉引胸中，是其穴也。从极泉下行至肘，在肘上三寸，伸肘举臂取之，青灵穴也。从青灵下行肘

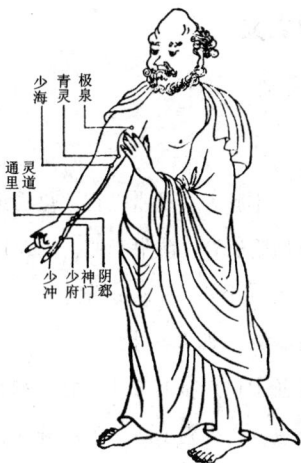

心经穴图

内廉，节后大骨外上去肘端五分，肘内横纹头，屈肘向头取之，少海穴也。从少海下行掌后一寸五分，灵道穴也。从灵道下行五分，循腕侧外腕后一寸陷中，通里穴也。从通里内行五分，掌后脉中腕后五分，阴郄穴也。从阴郄行掌后锐骨端陷中，神门穴也。从神门行手小指本节末，外侧骨缝陷中，少府穴也。从少府行小指内，中行去爪甲角如韭叶，少冲穴也。

小肠经文

经云：小肠者，受盛之官，化物出焉。又云：小肠后附于脊，前附于脐，上左回叠，积十六曲，大二寸半，径八分分之少半，长三丈二尺，受谷二斗四升，水六升三合合之大半。又云：小肠上口在脐上二寸近脊，水谷由此而入。复下一寸，外附于脐，为水分穴，当小肠下口，至是而泌别清浊，水液渗入膀胱，滓秽流入大肠。又云：是经多血少气。

《难经》曰：小肠重二斤十四两。

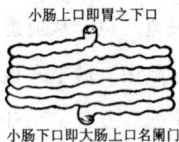

小肠上口即胃之下口

小肠下口即大肠上口名阑门

手太阳小肠腑图

小肠经循行经文

小肠手太阳之脉，起于小指之端，循手外侧，上腕出踝中，直上循臂骨下廉，出肘内侧两骨之间，上循臑外后廉，出肩解绕肩胛，交肩上入缺盆，络心循咽，下膈抵胃，属小肠。

其支者，从缺盆循颈上颊，到目锐眦，却入耳中。其支者，别颊上䪼抵鼻，至目内眦，斜络于颧。

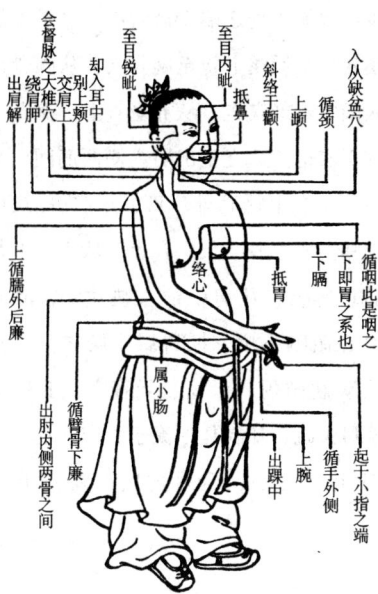

小肠经循行图

小肠经循行歌

要诀 手太阳经小肠脉，小指之端起少泽，循手外侧出踝中，循臂骨出肘内侧，上循臑外出后廉，直过肩解绕肩胛，交肩下入缺盆内，向腋络心循咽嗌，下膈抵胃属小肠。一支缺盆贯颈颊，至目锐眦却入耳，复从耳前仍上颊，抵鼻升至目内眦，斜络于颧别络接。

【解释】手太阳小肠之脉，从小指内侧少阴之脉少冲穴循小指之端少泽穴起，循手外侧前谷后溪穴，从后溪上腕至腕骨穴，从腕骨出踝中，入阳谷养老穴也。从养老直上，循臂骨下廉，支正穴也。从支正出肘内侧两筋间，小海穴也。从小海上循臑外后廉，出肩解肩贞穴，绕肩胛臑俞穴上肩，天宗穴也。从天宗循行秉风、曲垣等穴，从肩中俞入缺盆穴，散而内行，络心循咽下膈，抵胃属小肠之分。其支者，从缺盆循颈入天窗、天容穴，上颊颧髎穴，至目锐眦，却入耳中聚于听宫穴也。其别支从颊上颐抵鼻，至目内眦，以交于足太阳经。

小肠经穴歌

手太阳经小肠穴，少泽先于小指设，前谷后溪腕骨间，阳谷须同养老列，支正小海上肩贞，臑俞天宗秉风合，曲垣肩外复肩中，天窗循次上天容，此经穴数一十九，还有颧髎入听宫。

小肠经分寸歌

要诀 小指端外为少泽，前谷本节前外侧，节后横纹取后溪，腕骨腕前骨陷侧。阳谷锐骨下陷肘，腕上一寸名养老，支正外侧上四寸，小海肘端五分好，肩贞肩端后陷中，臑俞肩臑骨陷考<small>肩臑骨陷者，下胛骨上举臂陷中取之也。</small>天宗肩骨下陷中，秉风肩上小髃空，<small>肩上髃骨后，举肩有空，</small>曲垣肩中曲胛陷，外俞上胛一寸从<small>即外肩俞，肩胛上廉，去脊三寸。</small>中俞大椎二寸旁，天窗曲颊动陷详，天容耳下曲颊后，颧髎面颊锐骨量<small>面颊骨下廉锐骨端陷中，</small>听宫耳中珠子上<small>耳中珠子大如赤小豆，</small>此为小肠手太阳。

【解释】少泽穴，在手小指外侧端，去爪甲角一分陷中，是其穴也。从少泽上行，手小指外侧本节前陷中，前谷穴也。从前谷上行，手小指本节后，外侧横纹尖上陷中，仰手握拳取之，后溪穴也。从后溪上行，手掌外侧，腕前起骨下罅缝陷中，腕骨穴也。从腕骨上行，手掌外侧，腕下锐骨下陷中，阳谷穴也。从阳谷上行，手下锐骨上，一空腕后一寸许陷中，养老穴也。从养老上行外廉四寸，支正穴也。从支正上行，肘外大骨外，去肘端五分陷中，屈手向头取之，小海穴也。

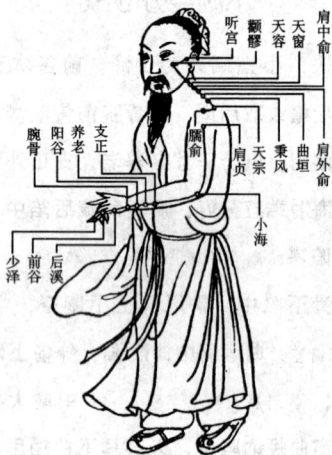

小肠经穴图

从小海上行，肩曲骱骨下，大骨傍两骨解间，肩端后陷中，肩贞穴也。从肩贞上行肩端，臑上肩骨下，骱骨上廉陷中，举臂取之，臑俞穴也。从臑俞上行，肩骨下陷中，天宗穴也。从天宗上行，肩上小髃骨，举臂有空，秉风穴也。从秉风上行肩中央，曲骱陷中，按之应手痛，曲垣穴也。从曲垣上行，肩骱上廉，去脊傍开三寸陷中，肩外俞穴也。从肩外俞上行，肩骱内廉，去脊督脉之大椎穴傍开二寸陷中，肩中俞穴也。从肩中俞上行，颈大筋前曲，颊下动脉应手陷中，天窗穴也。从天窗上

行，耳下曲颊后，天容穴也。从天容上行，面
颊骨下廉，锐骨端陷中，颧髎穴也。从颧髎上
行耳中之珠，听宫穴也。

膀胱经文

经云：膀胱者，州都之官，津液藏焉，气化则能出矣。又云：膀胱当十九椎，居肾之下，大肠之前。有下口，无上口。当脐上一寸水分穴处，为小肠下口，乃膀胱上际，水液由此别回肠随气泌渗而入。其出入眦由气化，入气不化，则水归大肠，而为泄泻。出气不化，则闭塞下窍，而为癃肿也。是经多血少气。

《难经》曰：膀胱重九两二铢，纵广九寸，盛尿九升九合，口广二寸半。

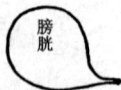

溺之所出　下联前阴

足太阳膀胱腑图

膀胱循行经文

膀胱足太阳之脉，起于目内眦，上额交颠。其直者，从颠入络脑，还出别下项，循肩髆，内侠脊，抵腰中，入循膂络肾，属膀胱。其支者，从腰中下挟脊，贯臀入腘中。其支者，从髆内左右，别下贯胛，挟脊，内过髀枢，循髀外从后廉下合腘中，以下贯腨内，出外踝之后，循京骨到小趾外侧。

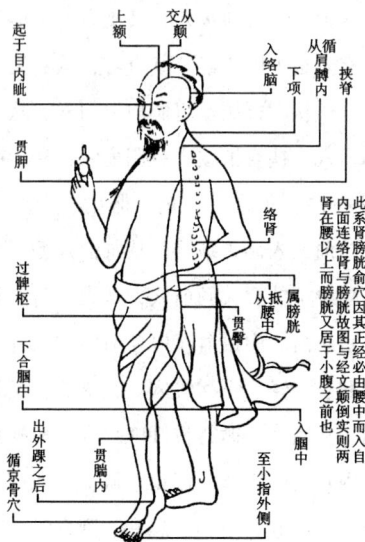

起于目内眦
上额
交从颠
从循肩髆内
入络脑
下项
挟脊
贯胛
络肾
过髀枢
此系肾膀胱俞穴因其正经必由腰中而入自内面连络肾与膀胱故图与经文颠倒实则两肾在腰以上而膀胱又居于小腹之前也
属膀胱
从抵腰中
贯臀
下合腘中
出外踝之后
循京骨穴
贯腨内
入腘中
至小指外侧

膀胱经循行图

膀胱经循行歌

要诀　足太阳经膀胱脉，目内眦上起额尖。支者颠上至耳角，直者从颠脑后悬，络脑还出别下项，仍循肩髆侠脊边，抵腰臀肾膀胱内。一支下与后阴连，贯臀斜入委中穴。一支髆内左右别，贯胛侠脊过髀枢，臂内后廉腘中合，下贯䏝内外踝后，京骨骨下趾外侧。

【解释】足太阳之脉，起目内眦睛明穴，从睛明循行攒竹、曲差、五处，上额交颠，入承光穴，从承光循行通天穴。其支者，从颠至耳上角，交于足少阳之经。其直者，从通天入络于大杼穴，从大杼循行肩髆内风门穴，从风门循行肺俞穴，挟脊抵腰中厥阴俞穴，从厥阴俞穴循行心俞、膈俞、肝俞、胆俞、脾俞、胃俞、三焦俞，入循膂络肾，从肾俞穴循行气海俞，从腰中下挟脊大肠俞穴，从大肠俞循行关元俞、膀胱俞、中膂俞、白环俞等穴，别行上髎、次髎、中髎、下髎等穴。其支者，又复上肩髆内，从附分穴循行贯胛魄户穴，从魄户循行挟脊内膏肓、神堂、譩譆、膈关、魂门、阳纲、意舍、胃仓、肓门、志室、胞肓等穴，过髀枢秩边穴，从秩边穴循髀外从后廉、承扶、浮郄、委阳穴，下合腘中委中穴，从委中循行合阳穴，从合阳下贯腨内承筋穴，从承筋循行承山、飞扬、附阳等穴，从附阳穴循行出外踝之后昆仑穴，从昆仑穴循行仆参、申脉、金门等穴，循京骨即本经之京骨穴也。从京骨循行束骨、通谷穴，至小趾外侧至阴穴而终，以交于足之少阴经也。

膀胱经穴歌

足太阳经六十三，睛明攒竹曲差参，五处承光接通天，络却玉枕天柱边。大杼风门引肺俞，厥阴心膈肝胆居，脾胃三焦肾俞次，大肠小肠膀胱如，中膂白环眦二行，去脊中间二寸许，上髎次髎中后下，会阳须下尻旁取。还有附分在三行，二椎三寸半相当，魄户膏肓与神堂，谚语膈关魂门旁，阳纲意舍及胃仓，肓门志室连胞肓，秩边承扶殷门穴，浮郄相邻是委阳，委中再下合阳去，承筋承山相次长。飞扬附阳达昆仑，仆参申脉过金门，京骨束骨近通谷，小趾外侧寻至阴。

膀胱经分寸歌

要诀 足太阳兮膀胱经，目内眦角始睛明，眉头陷中攒竹取，曲差神庭傍寸五，五处直行后五分，承通络却玉枕穴，后循俱是寸五行。天柱项后发际内，大筋外廉之陷中，自此脊中开二寸，第一大杼二风门，三椎肺俞厥阴四，心五督六膈七论，肝九胆十脾十一，胃俞十二椎下寻，十三三焦十四肾，气海俞在十五椎，大肠十六小十八，膀胱俞穴十九椎，中膂内俞二十下，白环俞穴廿一椎，小肠俞至白环内，腰空上次中下髎，会阳阴微尻骨旁，背开二寸二行了，别从脊中三寸半，第二椎下为附分，三椎魄户四膏肓，第五椎下神堂尊，第六谚语膈关七，第九魂门阳纲十，十一意舍之穴存，十二胃仓穴已分，十三肓门端正在，十四志室不须论，十九胞肓廿秩边，背部三行下行循。承扶臀下股上约，下行六寸是殷门，从殷外斜上一寸，曲膝得之浮郄寻，委阳承扶下六寸，从郄内斜并殷门。委中膝腘约纹里，此下三寸寻合阳，承筋脚跟上七寸，穴在䏝肠之中央，承山腿肚分肉间，外踝七寸上飞扬，附阳外踝上三寸，昆仑外跟陷中央，仆参亦在踝骨下，申脉踝下五分张，金门申脉下一寸，京骨外侧大骨当，束骨本节后陷中，通谷节前限中量，至阴小趾外侧端，去爪甲之韭叶方。

【解释】睛明穴，在目内眦外一分宛宛中，是其穴也。从睛明上行眉头陷者中，攒竹穴也。从攒竹上行发际间，侠督脉之神庭穴傍开一寸五分，正头取之，曲差穴也。从曲差后行五分，侠督脉之上星，傍开一寸五分，五处穴也。从五处后行一寸五分，承光穴也。从承光后行一寸五分，侠督脉之百会穴，傍开一寸五分，通天穴也。从通天后行一寸五分，络却穴也。从络却穴后行一寸五分，玉枕穴也。从玉枕侠项后大筋外廉，下行发际陷中，天柱穴也。

从天柱下行，以项后第一椎下，两旁相去脊中各二寸陷中，正坐取之，大杼穴也。从大杼下行，二椎下两旁，各去脊中二寸，正坐取之，风门穴也。从风门行三椎下，去脊中各二寸，又以手搭背，左取右，右取左，当中指末是穴之处，正坐取之，肺俞穴也。从肺俞行四椎下，去脊中二寸，正坐取之，厥阴俞穴也。从厥阴俞行五椎下，去脊中二寸，正坐取之，心俞穴也。从心俞行六椎下，去脊中二寸，正坐取之，督俞穴也。从督俞行七椎下，去脊中二寸，正坐以之，膈俞穴也。从膈俞行九椎下，去脊中二寸，正坐取之，胆俞穴也。从胆俞行十一椎下，去脊中二寸，正坐取之，脾俞穴也。从脾俞行十二椎下，去脊中二寸，正坐取之，胃俞穴也。从胃俞行十三椎下，去脊中二寸，正坐取之，三焦俞穴也。从三焦俞行十四椎下，与脐平，去脊中二寸，正坐取之，肾俞穴也。从肾俞行十五椎下，去脊中二寸，正坐取之，气海俞穴也。从气海俞行十六椎下，去脊中二寸，伏而取之，大肠俞穴也。从大肠俞行十七椎下，去脊中二寸，伏而取之，关元俞穴也。从关元俞行十八椎下，去脊中二寸，伏而取之，小肠俞穴也。从小肠俞行十九椎下，去脊中二寸，伏而取之，膀胱俞穴也。从膀胱俞行二十椎下，去脊中二寸，侠脊胛起肉间，伏而取之，中膂俞穴也。从中膂俞行二十椎下，去脊中二寸，伏而取之，白环俞穴也。从白环俞行腰髁骨下一寸，侠脊两旁第一空陷中，上髎穴也。从上髎行侠脊旁第二空陷中，次髎穴也。从次髎行侠脊旁第三空陷中，中髎穴也。从中髎行侠脊旁第四空陷中，下髎穴也。从下髎行阴尾尻骨两旁五分许，会阳穴也。

自大杼别脉，其支者从肩髆内循行第二椎下，附项内廉两旁相去脊中各三寸半，正坐取之，附分穴也。从附分下行第三椎下，去脊中各三寸半，正坐取之，魄户穴也。从魄户下行第四椎下，五椎上，此穴居中，去脊中各三寸半，正坐曲脊取之，膏肓穴也。如取其穴，先令病人正坐曲脊伸两手，以臂著膝前令正，直手大指与膝头齐，以物支肘，勿令臂动，乃从胛骨上角，摸索至胛骨下头，其间当有四肋三间，依胛骨之际，相去骨际如容侧指许，按其中一间空处，自觉牵引肩，是其穴也。从膏肓下行第五椎下，去脊中各三寸半陷中，正坐取之，神堂穴也。从神堂下行第六椎下，去脊中各三寸半，正坐取之，谚语穴也，以手重按，病人呼："谚语"，是其穴处，盖因其痛也。从谚语下行第七椎下，去脊中各三寸半陷中，正坐开肩取之，膈关穴也。从膈关下行第九椎下，相去脊中各三寸半陷中，正坐取之，魂门穴也。从魂门下行第十椎下，去脊中三寸半陷中，正坐取之，阳纲穴也。从阳纲下行第十一椎下，去脊中三寸半，正坐取之，意舍穴也。从意舍下行第十椎下，去脊中各三寸半，正坐取之，胃仓穴也。从胃仓下行第十三椎下，去脊中各三寸半，正坐取之，肓门穴也。从肓门下行第十四椎下，去脊中各三寸半陷中，正坐取之，志室穴也。从志室下行第十九椎下，去脊中各三寸半，伏而取之，胞肓穴也。从胞肓下行第二十一椎下，去脊中各三寸半陷中，伏而取之，秩边穴也。

从秩边下行在尻臀下，阴股上约纹中，承扶穴也。从殷门外循斜上一寸，屈膝得之，浮郄穴也。故在委阳穴上一寸也。从浮郄下行，仍在承扶穴下六寸，屈伸取之，委阳穴也，而与会阳下合腘中也。从委阳下行，腘中央约纹动脉陷中，令人仰颏至地，伏卧取之，委中穴也。从委中下行，膝腘约纹下三寸，合阳穴也。从合阳下行，肠中央陷中，脚跟上七寸，承筋穴也。从承筋下行，腿肚下尖分肉间陷中，承山穴也。从承山斜行，足外踝后上七寸陷中，飞扬穴也。从飞扬下行，足外踝上三寸筋骨之间，附阳穴也。从附阳下行，足外踝后五分，跟骨上陷中，细动脉应手，昆仑穴也。从昆仑下行，足跟骨下陷中，拱足取之，仆参穴也。从仆参行足外踝下五分陷中，容爪甲许白肉际，申脉穴也。从申脉下行一寸，金门穴也。从金门行足外侧大骨下，赤白肉际陷中，京骨穴也。按而得之，小指本节后大骨，名京骨，其穴在骨下。从京骨行足小指外侧，本节后陷中赤白肉际，束骨穴也。从束骨行足小指外侧，本节前陷中，通谷穴也。从通谷行足小指外侧，去爪甲角如韭叶，至阴穴也。

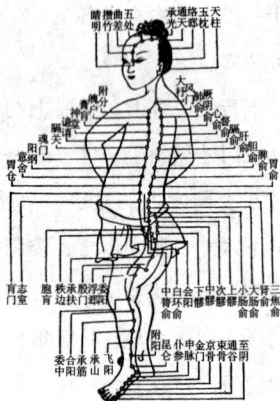

膀胱经穴图

心包络解

张介宾曰：心包一脏，《难经》言其无形。滑寿曰：心包一名手心主。以脏象校之，在心下横膜之上，竖膜之下，其与横膜相黏，而黄脂裹者心也；脂膜之外，有细筋膜如丝，与心肺相连者，心包也。此说为是，凡言无形者非。《灵兰秘典论》有：十二官，独少心包一官。而有"膻中者，臣使之官，喜乐出焉"二句。今考心包，脏居膈上，经始胸中，正值膻中之所，位居相火，代君行事，实臣使也。此一官即此经之谓欤。

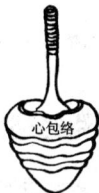

手厥阴心包络图

心包络经循行经文

手厥阴心主包络之脉，起于胸中，出属心包络，下膈历络三焦。其支者，循胸中出胁下腋三寸，上抵腋下，循臑内，行太阴少阴之间，入肘中，下臂行两筋之间，入掌中，循中指出其端；其支者，别掌中循小指次指出其端。

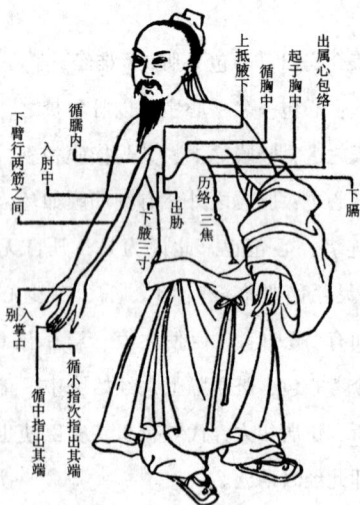

心包络经循行图

心包络经循行歌

要诀 手厥阴心主起胸，属包下膈三焦宫，支者循胸出胁下，胁下连腋三寸同，仍上抵腋循臑内，太阴少阴两经中，指透中冲支者别，小指次指络相通。

【解释】手厥阴心包络之脉，起于胸中，出而外行天池穴，属心包络之经也。内行下膈，历络三焦者，散布于腹之上、中、下也。其支者，循胸中出腋下三寸，即天池穴处也。从天池循臑内至天泉，从天泉穴行手太阴、手少阴两脉之间，入肘内曲泽穴，下臂行两筋之间，郄门、间使、内关、大陵四穴，入掌中劳宫穴，从劳宫循中指出其端，中冲穴也。其本支之别支，别行掌中，循小指次指之端，以交于手少阳三焦经也。

心包络经穴歌

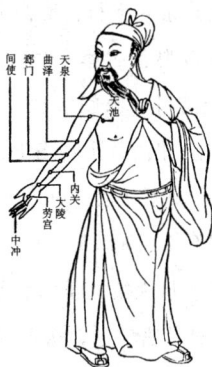

心包络经穴图

心包九穴天池近，天泉曲泽郄门认，间使内关逾大陵，劳宫中冲中指尽。

心包络经分寸歌

要诀　心络起自天池间，乳后傍一腋下三，天泉绕腋下二寸，曲泽屈肘陷中参，郄门去腕后五寸，间使腕后三寸然，内关去腕后二寸，大陵掌后横纹间，劳宫屈拳名指取，中指之末中冲端。

【解释】天池穴，在乳傍一二寸许，直腋下行三寸，胁之撅起肋骨间，是其穴也。从天池穴斜上，绕腋循臂内廉下行二寸，举臂取之，天泉穴也。从天泉穴下行，肘内廉大筋内侧，横纹头下陷中动脉，曲泽穴也。从曲泽穴下行，掌后去腕五寸，郄门穴也。从郄门穴下行，掌后去腕三寸，两筋间陷中，间使穴也。从间使穴下行，掌后去腕二寸两筋间，内关穴也。从内关穴下行，掌后骨下横纹中两筋间陷中，大陵穴也。从大陵穴下行，掌中央动脉，屈无名指取之，劳宫穴也。从劳宫穴下行，手中指之端，去爪甲角如韭叶许陷中，中冲穴也。

肾脏经文

经云：肾者，作强之官，伎巧出焉。又云：肾附于脊之十四椎下。是经常少血多气。其合骨也，其荣发也，开窍于二阴。

《难经》曰：肾有两枚，重一斤二两，主藏精与志。

《中藏经》曰：肾者精神之舍，性命之根。

张介宾云：肾有两枚，形如豇豆。相并而曲，附于脊之两旁，相去各一寸五分；外有黄

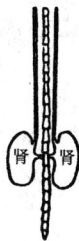

足少阴肾脏图

脂包裹，各有带二条，上条系于心，下条趋脊下大骨，在脊骨之端，如半手许；中有两穴，是肾带经过处，上行脊髓至脑中，连于髓海。

肾经循行经文

肾足少阴之脉，起于小趾之下，斜趋足心之涌泉穴，出于然谷之下，循内踝之后，别入

跟中，以上腨内，出腘内廉，上股内后廉，贯
脊属肾，络膀胱。其直者，从肾上贯肝膈，入
肺中，循喉咙，侠舌本。其支者，从肺出络
心，注胸中。

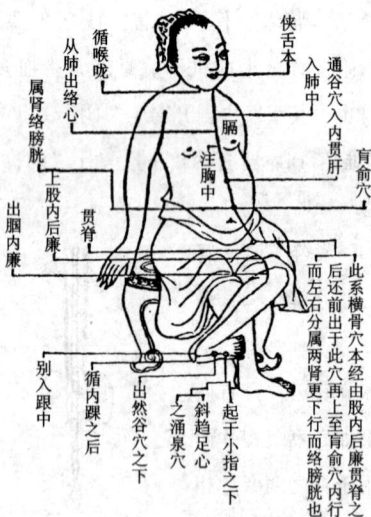

肾经循行图

肾经循行歌

要诀 足肾经脉属少阴，小趾斜趋涌泉
心，然骨之下内踝后，别入跟中瞥内侵，出腘
内廉上股内，贯脊属肾膀胱临。直者属肾贯肝
膈，入肺循喉舌本寻。支者从肺络心内，仍至
胸中部分深。

【解释】足少阴肾经之脉，起自足太阳小趾之下至阴穴，斜趋足心涌泉穴，出然谷穴之下，循内踝后太溪穴，从太溪别入跟中大钟穴，从大钟循行水泉、照海、复溜、交信穴，上腨内筑宾穴也。从筑宾出腘内廉阴谷穴，从阴谷上股内后廉横骨穴，从横骨内贯行脊属肾络膀胱。其直者，从肾外行大赫、气穴、四满、中注、肓俞、商曲、石关、阴都、通谷等穴，入内贯肝与膈，外循幽门、步廊、神封、灵墟、神藏、彧中、俞府等穴，入肺中循喉咙，侠舌本而终。其支者，从肺出络心，注胸中，以交于手厥阴经也。

肾经穴歌

足少阴肾二十七，涌泉然谷照海出，太溪水泉连大钟，复溜交信筑宾立，阴谷横骨趋大赫，气穴四满中注得，肓俞商曲石关蹲，阴都通谷幽门值，步廊神封出灵墟，神藏彧中俞府毕。

肾经分寸歌

要诀　足掌心中是涌泉，然谷内踝一寸前，太溪踝后跟骨上，大钟跟后踵中边，水泉溪下一寸觅，照海踝下四分真，复溜踝后上二寸，交信后上二寸联，二穴只隔筋前后，太阴之后少阴前前傍骨是复溜，后傍骨是交信，二穴只隔一条筋，筑宾内踝上腨分，阴谷膝下曲膝间。横骨大赫并气穴，四满中注亦相连，五穴上行眦一寸，中行旁开五分边，肓俞上行亦一寸，但在脐旁半寸间，商曲石关阴都穴，通谷幽门五穴联，五穴上下一寸取，各开中行五分前，步廊神封灵墟穴，神藏彧中俞府安，上行寸六旁二寸，俞府璇玑二寸观。

【解释】涌泉穴，在足心陷中，伸腿屈足，卷指宛宛中，是其穴也。从涌泉上行足内踝，前起大骨下陷中，然谷穴也。从然谷行足内踝后五分，跟骨上动脉陷中，太溪穴也。从太溪行足跟后，跟中大骨上两筋间，大钟穴也。从大钟行太溪下一寸，内踝下，水泉穴也。从水泉行足内踝下四分，前后有筋，上有踝骨，下有软骨之中陷中，照海穴也。从照海行足内踝后，除踝上二寸许，前傍骨陷中，复溜穴也。从复溜斜外，上行复溜穴之后，二寸许后傍筋，交信穴也。从交信斜外，上行过三阴交穴，上腨分中，筑宾穴也。腨者，俗名腿肚也。从筑宾上行，膝下内辅骨后，大筋下小筋上，按之应手，屈膝得之，阴谷穴也。

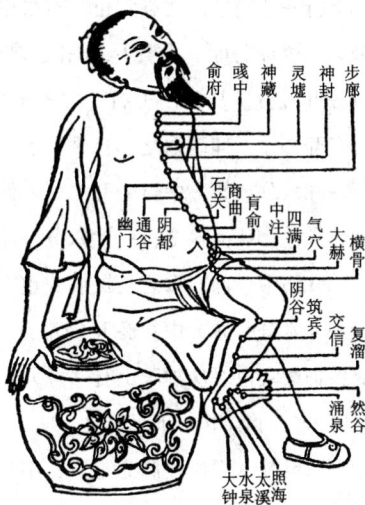

肾经穴图

从阴谷上行，入腹，阴上横骨中，宛曲如
仰月中央，去任脉之中行旁开五分，横骨穴
也。从横骨上行一寸，大赫穴也，亦去中行旁
开五分。从大赫上行一寸，气穴穴也，亦去中
行旁开五分。从气穴穴上行一寸，四满穴也。
亦去中行旁开五分。从四满上行一寸，中注穴
也，亦去中行旁开五分。从中注上行一寸，肓
俞穴也，直脐旁去脐中五分。从肓俞上行二
寸，商曲穴也，亦去中行旁开五分。从商曲上
行一寸，石关穴也，亦去中行旁开五分。从石
关上行一寸，阴都穴也，亦去中行旁开五分。

从阴都上行一寸陷中，通谷穴也，亦去中行旁开五分。从通谷上行一寸陷中，幽门穴也，亦去中行旁开五分。从幽门上行一寸六分陷中，去中行旁开二寸，仰而取之，步廊穴也。从步廊上行一寸六分，亦去中行旁开二寸，仰而取之，神封穴也。从神封上行一寸六分，亦去中行旁开二寸陷中，仰而取之，灵墟穴也。从灵墟上行一寸六分，亦去中行旁开二寸陷中，仰而取之，神藏穴也。从神藏上行一寸六分，亦去中行旁开二寸陷中，仰而取之，或中穴也。从或中上行巨骨，下侠任脉之璇玑，中行旁开二寸陷中，仰而取之，是其穴也。

三焦经文

经云：上焦如雾，中焦如沤，下焦如渎。又云：三焦者，决渎之官，水道出焉。又云：是经少血多气。

《中藏经》云：三焦者，人之三元之气也，号曰中清之府。总领五脏六府，营卫经络，内外、左右、上下之气也。三焦通则内外、左右、上下皆通也。其于周身灌体，和内调外，荣左养右，导上宣下，莫大于此也。

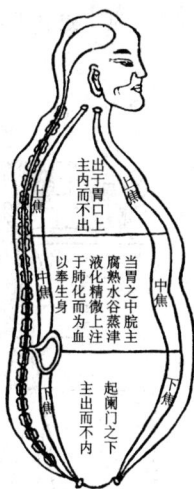

手少阳三焦腑图

三焦经循行经文

三焦手少阳之脉，起于小指次指之端，上出次指之间，循手表腕，出臂外两骨之间，上贯肘，循臑外，上肩而交出足少阳之后，入缺盆，布膻中，散络心包，下膈循属三焦。其支者，从膻中上出缺盆，上项侠耳后，直上出耳上角，以屈下颊，至䪼；其支者，从耳后入耳中，出走耳前，过客主人前交颊，至目锐眦。

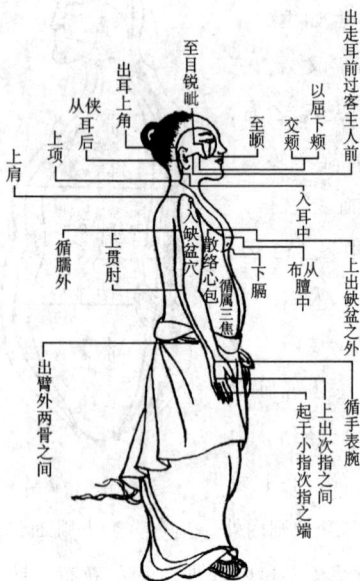

三焦经循行图

三焦经循行歌

要诀 手经少阳三焦脉，起自小指次指端，两指岐骨手腕表，上出臂外两骨间，肘后臑外循肩上，少阳之后交别传，下入缺盆膻中分，散络心包膈里穿。支者膻中缺盆上，上项耳后耳角旋，屈下至颊仍注颊；一支出耳入耳前，却从上关交曲颊，至目锐眦乃尽焉。

【解释】手少阳三焦之脉，起于手小指次指外侧之端关冲穴，从关冲上出两指之间液门、中渚穴，循手腕表阳池穴也。从阳池出臂外两骨之间，外关、支沟、会宗、三阳络、四渎、天井等穴，上贯肘，清冷渊穴也。从清冷渊穴循臂臑外，上肩循消泺、臑会、肩髎、天髎穴，从天髎穴而交出足少阳经之后，入缺盆，布膻中，散络心包，下膈内而循行之分，眦属三焦经也。其支者，从膻中上外出缺盆，上项天牖穴，从天牖穴循系耳后翳风、瘈脉、颅息穴，从颅息直上出耳上角角孙穴、丝竹空穴也。由角孙、丝竹空穴绕耳以屈下至颊和髎、耳门穴也。其本支之别，支者从耳后出走耳前，过足少阳经客主人穴之前，交颊至目锐之外眦，以交于足少阳胆经也。

三焦经穴歌

手少三焦所从经，二十二穴起关冲，液门中渚阳池历，外关支沟会宗逢，三阳络入四渎内，注于天井清冷中，消泺臑会肩髎穴，天髎天髎经翳风，瘈脉颅息角耳门，和髎上行丝竹空。

三焦经分寸歌

要诀 无名外侧端关冲，液门小次指陷中，中渚液门上一寸，阳池腕前表陷中，外关腕后二寸陷，关上一寸支沟名，外关一寸会宗平，斜上一寸三阳络，肘前五寸四渎称，天井肘外大骨后，肘上一寸骨罅中。井上一寸清冷渊，消泺臂肘分肉端，臑会肩端前二寸，肩髎臑上陷中看，天髎肩井后一寸，天牖耳下一寸间，翳风耳后尖角陷，瘈脉耳后青脉看，颅息青络脉之上，角孙耳上发下间，耳门耳前缺处陷，和髎横动脉耳前，欲觅丝竹空何在，眉后陷中仔细观。

【解释】关冲穴，在手四指外侧端，去爪甲角如韭叶许，是其穴也。从关冲上行手小指次指岐骨间陷中，握拳取之，液门穴也。从液门上行一寸陷中，中渚穴也。从中渚由四指本节直上，行手表腕上陷中，阳池穴也。从阳池上行手腕后二寸，两骨间陷中，外关穴也。从外关上行一寸，两骨间陷中，支沟穴也。从支沟外开一寸，会宗穴也。以支沟会宗二穴相并平

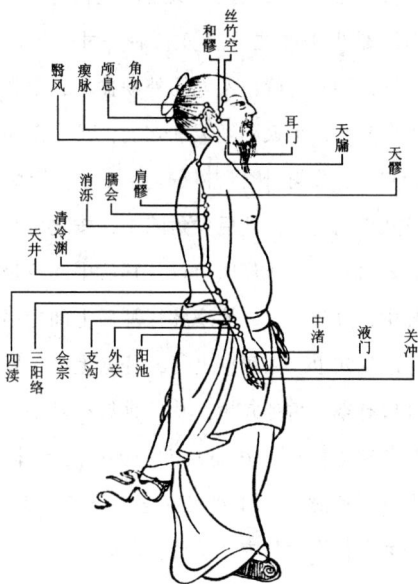

三焦经穴图

直，空中相离一寸也。从会宗内斜上行一寸，臂上大交脉，三阳络穴也。从三阳络上行肘前五寸外廉陷中，四渎穴也。从四渎斜外上行，肘外大骨尖后，肘上一寸，两筋叉骨罅中，屈肘拱胸取之，天井穴也。

从天井上行一寸，伸肘举臂取之，清冷渊穴也。从清冷渊上行，肩下臂外肘上分肉间，消泺穴也。从消泺上行，臑外去肩端三寸宛宛中，臑会穴也。从臑会上行，肩端臑上陷中，斜举臂取之，肩髎穴也，从肩髎上行肩，缺盆中直，是少阳经之肩井穴；后一寸，天髎穴也。从天髎穴上行，颈大筋外缺盆上，手太阳经天容穴后，足太阳经天柱穴前，足少阳胆经完骨穴下，发际中上斜侠耳后一寸，天牖穴也。从天牖上行，耳后尖角陷中，按之引耳中痛，翳风穴也。从翳风上行，耳后中间鸡足青络脉中，瘛脉穴也。从瘛脉行耳后上间青络脉中，颅息穴也。从颅息上行，耳上上间，发际下开口有空，角孙穴也。从角孙绕行耳前，起肉当耳缺处陷中，耳门穴也。从耳门行耳前，兑发下横动脉中，和髎穴也兑发下即鬓角也。从和髎上行眉后陷中，丝竹空穴也。

胆腑经文

经云：胆者，中正之官，决断出焉。又云：是经少血多气。又曰：凡十一脏眦取决于胆也。

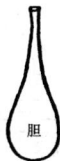

足少阳胆腑图

《难经》曰：胆在肝之短叶间，重三两三铢，长三寸，盛精汁三合。

《中藏经》曰：胆者清净之府，号曰将军，主藏而不泻。

胆经循行经文

胆足少阳之脉，起于目锐眦，上抵头角，下耳后，循颈行手少阳之前，至肩上却交出手少阳之后，入缺盆。其支者，从耳后入耳中，出走耳前，至目锐眦后；其支者，别锐眦，下大迎，合手少阳抵于䪼，下加颊车，下颈合缺盆以下胸中，贯膈、络肝、属胆，循胁里，出气街，绕毛际横入髀厌中；其直者，从缺盆下腋循胸，过季胁，下合髀厌中，以下循髀阳，出膝外廉，下外辅骨之前，直下抵绝骨之端，下出外踝之前，循足跗上入小趾次趾之间；其支者，别跗上入大趾之间，循大趾岐骨内，出其端，还贯爪甲，出三毛。

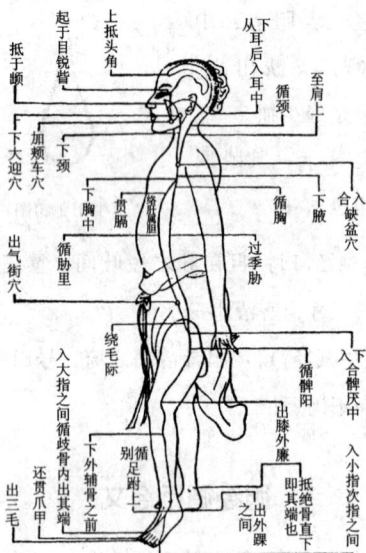

胆经循行图

胆经循行歌

要诀 足脉少阳胆之经，始从两目锐眦生，抵头循角下耳后，脑空风池次第行，手少阳前至肩上，交少阳右上缺盆；支者耳后贯耳内，出走耳前锐眦循；一支锐眦大迎下，合手少阳抵项根，下加颊车缺盆合，入胸贯膈络肝经，属胆仍从胁里过，下入气街毛际萦，横入髀厌环跳内；直者缺盆下腑膺，过季胁下髀厌内，出膝外廉是阳陵，外辅绝骨踝前过，足跗小指次指分；一支别从大指去，三毛之际接肝经。

【解释】足少阳胆经之脉，起于目之锐眦瞳子髎穴，循听会、客主人穴，上抵头角颔厌穴也。从颔厌循悬颅、悬厘、曲鬓、率谷，折而下行于耳后之天冲、浮白、窍阴、完骨等穴；折外上行至眉头之本神、阳白、临泣、目窗、正营、承灵、脑空等穴；循颈至风池穴，过手少阳经天牖穴之前，至肩上本经之肩井穴；从肩井穴却交出于手少阳之后，入缺盆处也。其支者，从耳后入耳中，出走耳前至目锐眦后，此一小支之脉，行于头之无穴处也。又其支者，别锐眦下手阳明之大迎穴，合手少阳抵于颏下，加颊车，下颈合缺盆穴，以下入胸中，贯膈络肝，属胆，循胁里，出气街，散布脏腑，外绕毛际，横入髀厌中环跳穴也。其支者，从缺盆下腋渊液穴；从渊液穴循胸辄筋穴也。从辄筋、日月穴过季胁至京门穴；从京门循行带脉、五枢、维道、居髎，下合髀厌中环跳穴也。从环跳穴以下循髀阳风市穴，从风市循行中渎、阳关，出膝外廉阳陵泉穴也。从阳陵泉穴循行阳交、外丘、光明等穴，下外辅骨之前阳辅穴也。从阳辅穴直下抵绝骨之端悬钟穴；从悬钟下出外踝之前丘墟穴；从丘墟穴循足跗上临泣穴也。从临泣入小指次指之间侠溪、窍阴穴也。其支者，别跗上入大指之间，循大指岐骨内，出其端，还贯爪甲出三毛，以交于足厥阴肝经也。

胆经穴歌

足少阳经瞳子髎，四十三穴行迢迢，听会客主颔厌集，悬颅悬厘曲鬓翘。率谷天冲浮白次，窍阴完骨本神至，阳白临泣开目窗，正营承灵脑空是。风池肩井渊液长，辄筋日月京门乡，带脉五枢维道续，居髎环跳市中渎。阳关阳陵复阳交，外丘光明阳辅高，悬钟丘墟足临泣，地五侠溪窍阴毕。

胆经分寸歌

要诀　足少阳兮四十三，头上廿穴分三折，起自瞳子至风池，积数陈之依次第。外眦五分瞳子髎，耳前陷中寻听会，上行一寸客主人，内斜曲角上颔厌，后行颅中厘下穴，曲鬓耳前上发际，率谷入发寸半安，天冲耳后斜二寸，浮白下行一寸间，窍阴穴在枕骨下，完骨耳后入发际，量得四分须用记，本神神庭旁三寸，入发四分耳上系，阳白眉上一寸许，上行五分是临泣。临后寸半目窗穴，正营承灵及脑空，后行相去一寸五，风池耳后发陷中。肩井肩上陷中取，大骨之前寸半明，渊液腋下行三寸，辄筋复前一寸行，日月乳下二肋缝，下行五分是穴名。脐上五分傍九五，季肋侠脊是京门，季下寸八寻带脉，带下三寸穴五枢，维道章下五三定，维下三寸居髎名，环跳髀枢宛中陷，风市垂手中指终。膝上五寸中渎穴，膝上二寸阳关寻，阳陵膝下一寸住，阳交外踝上七寸，外丘外踝七寸同，此系斜属三阳分，踝上五寸定光明，踝上四寸阳辅穴，踝上三寸是悬钟，丘墟踝前陷中取，丘下三寸临泣存，临下五分地五会，会下一寸侠溪轮，欲觅窍阴穴何在？小指次指外侧寻。

【解释】瞳子髎，在目锐眦去眦五分，是其穴也。从瞳子髎下外斜行，耳前起骨上面，下一寸耳珠下动脉宛宛中，开口有空，侧卧张口取之，听会穴也。从听会上直行一寸，开口有空，侧卧张口取之，客主人穴也。从客主人上内斜行，两太阳曲角上廉，颔厌穴也。从颔厌后行耳前曲角上，两太阳之中，悬颅穴也。从悬颅后行，耳前曲角上，两太阳下廉，悬厘穴也。从悬厘后行，耳前入发际曲隅陷中，鼓颔有空，曲鬓穴也。从曲鬓后行耳上，入发际寸半陷者宛宛中，嚼牙取之，率谷穴也。从率谷后行耳后三分许，入发际二寸，天冲穴也。从天冲下行耳后，入发际一寸，浮白穴也。从浮白下行耳后，高上枕骨下，摇动有空，窍阴穴也。从窍阴行耳后，入发际四分，完骨穴也。

从完骨折上行，神庭旁三寸，直耳上入发际四分，本神穴也。从本神行眉上一寸，直瞳子，阳白穴也。从阳白上直行，入发际五分陷中，正睛取之，临泣穴也。从临泣后行一寸，目窗穴也。从目窗后行一寸，正营穴也。从正营后行一寸五分，承灵穴也。从承灵后行一寸五分，脑空穴也。从脑空下行耳后，下发际陷中，大筋外廉，按之引于耳中，风池穴也。

从风池下行肩上，会其支者，合缺盆上大骨前一寸半，以三指按取，当中指下陷中，肩井穴也。从肩井下行腋下三寸宛宛中，举臂取之，渊液穴也。从渊液下行，复前一寸三肋端，横直蔽骨旁七寸五分半，直两乳，侧卧屈上足取之，辄筋穴也。从辄筋行乳下二肋端缝下五分，日月穴也。从日月行监骨腰中季肋本，侠脊脐上五分，旁开九寸半，侧卧屈上足伸下足举臂取之，京门穴也。从京门下行季胁下一寸八分陷中，脐上二分，旁开八寸半，带脉穴也。从带脉下三寸，五枢穴也。从五枢下行，过肝经之章门穴下五寸三分，维道穴也。从维道下行三寸，监骨上陷中，居髎穴也。从居髎下行髀枢中，侧卧伸下足屈上足取之，环跳穴也。

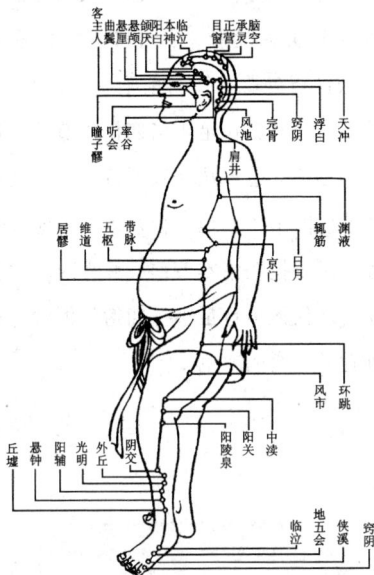

胆经穴图

从环跳下行膝上外廉两筋中，以手着腿中指尽处，风市穴也。从风市下髀骨外，膝上外廉五寸，分肉间陷中，中渎穴也。从中渎下行膝上二寸，犊鼻外陷中，阳关穴也。从阳关下行膝下一寸，外廉陷中，尖骨前筋骨间，蹲坐取之，阳陵泉穴也。从阳陵泉下行，足外踝上七寸，内斜三阳分肉间，阳交穴也。从阳交行外踝上七寸外斜，外丘穴也。从外丘下行外踝上五寸，光明穴也。从光明下行一寸，辅骨前绝骨端，内斜三分，阳辅穴也。从阳辅下行三寸，外踝骨尖内动脉中，寻按取之，悬钟穴也。从悬钟行外踝下，斜前陷中，丘墟穴也。从丘墟下行三寸，在足小指四指本节后，足跗间陷中，临泣穴也。从临泣下行五分，足小指四指本节后间陷中，地五会穴也。从地五会下行一寸，足小指四指本节前，岐骨间陷中，侠溪穴也。从侠溪下行足小指四指外侧端，去爪甲角如韭叶，窍阴穴也。

肝脏经文

经云：肝者，将军之官，谋虑出焉。又云：肝居膈下，上着脊之九椎下。是经常多血少气。其合筋也，其荣爪也。主藏魂，开窍于目。其系上络心肺，下亦无窍。

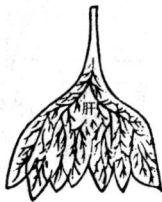

足厥阴肝脏图

《难经》曰：肝重二斤四两，左三叶右四叶，凡七叶。肝之为脏，其治在左，其脏在右胁右肾之前，并胃着脊之第九椎。

肝经循行经文

肝足厥阴之脉，起于大指聚毛之上，上循足跗上廉，去内踝一寸，上踝八寸，交出太阴之后，上腘内廉，循股阴入毛中，过阴器，抵小腹，侠胃，属肝，络胆，上贯膈，布胁，循喉咙之后，上入颃颡，连目系，上出额与督脉会于颠。其支者，从目系下颊里，环唇内；其支者，复从肝别贯膈，上注肺。

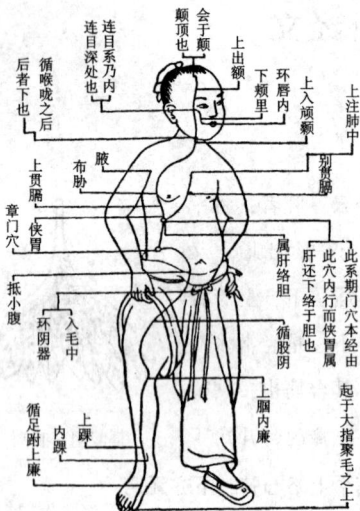

肝经循行图

肝经循行歌

要诀 厥阴足脉肝所终，大指之端毛际丛，足跗上廉太冲分，踝前一寸入中封，上踝交出太阴后，循腘内廉阴股冲，环绕阴器抵小腹，侠胃属肝络胆逢，上贯膈里布胁肋，侠喉颃颡目系同，脉上颠会督脉出。支者还生目系中，下络颊里环唇内，支者便从膈肺通。

【解释】足厥阴肝经之脉，起于足大指聚毛之际大敦行间穴，从行间上循足跗上廉太冲穴，从太冲穴去内踝一寸，至于中封穴也。从中封穴循行内踝五寸，入于蠡沟穴也。从蠡沟上踝七寸中都穴，上内踝八寸，交出于足太阴阴经之后，上踝内廉，膝关曲泉穴也。从曲泉循股阴阴包、五里穴，入于毛中之阴廉穴，过阴器入抵小腹，上行于章门穴，从章门循行期门穴，从期门内行，侠胃，属肝，络胆，上贯膈，布胁肋，散布于脏腑，循喉咙之后，上入颃颡，连目系，上额，与督脉会于颠也。其有一支者，不上会于颠，但从目下颊里环唇内。又一支复从肝别贯膈，上注于肺，以交于手太阴肺经也。

肝经穴歌

足厥阴经一十四，大敦行间太冲是，中封蠡沟伴中都，膝关曲泉阴包次，五里阴廉上急脉，章门才过期门至。

肝经分寸歌

要诀　大敦足大端外侧，行间两指缝中间，太冲本节后二寸，中封内踝前一寸，蠡沟踝上五寸是，中都上行二寸中，膝关犊鼻下二寸，曲泉曲膝尽横纹。阴包膝上行四寸，气冲

金医鉴宗

针灸心悟图说

肝脏经文

三寸下五里，阴廉气冲下二寸，急脉毛际旁二
五，厥阴大络系睾丸，章门脐上二旁六，期门
从章斜行乳，直乳二肋端缝已。

【解释】大敦穴，在足大指端，去爪甲后如
韭叶许，外侧聚毛中，是其穴也。从大敦上行
足大指次指歧骨缝间，动脉应手陷中，行间穴
也。从行间上行二寸许，足跗间动脉应手陷
中，太冲穴也。从太冲上行足内踝前一寸，筋
里宛宛中，中封穴也。从中封上行内踝上五
寸，蠡沟穴也。从蠡沟上行二寸，当胻骨中，
中都穴也。从中都上行，犊鼻下二寸旁陷者
中，膝关穴也。从膝关上行膝内辅骨下，大筋
上小筋下陷中，屈膝横纹头取之，曲泉穴也。

从曲泉上行膝上四寸，股内廉两筋间，蹲
足取之，看膝内侧有槽中，阴包穴也。从阴包
上行，在足阳明胃经之气冲穴下三寸，阴股中
动脉应手，五里穴也。从五里上行羊矢下，斜
里三分，直上气冲下二寸，动脉陷中，阴廉
穴也。

从阴廉上行阴上，中行两旁相去二寸半，
按之隐指而坚，甚按则痛引上下，此厥阴之大
络，为睾之系，急脉穴也。从急脉上行足太阴
脾经之大横穴外，季肋直脐软骨端，脐上二
寸，两旁开六寸，侧卧取肘尖尽处，章门穴

也。从章门上行，足阳明胃经之不容穴旁一寸
五分，上直乳第二肋端，期门穴也。

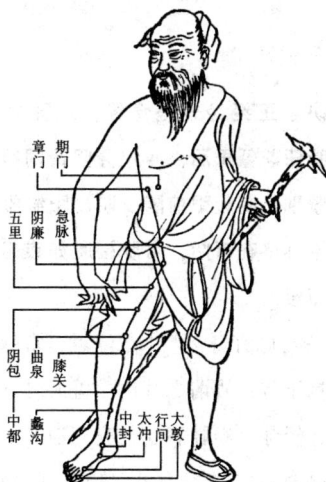

肝经穴图

奇经八脉总歌

要诀　正经经外是奇经，八脉分司各有名。任脉任前督于后，冲起会阴肾同行，阳跷跟外膀胱别，阴起跟前随少阴，阳维维络诸阳脉，阴维维络在诸阴，带脉围腰如束带，不由常度号奇经。

【解释】脉有奇常。十二经者，常脉也；奇经则不拘于常，故谓之奇也。盖人之气血，常行于十二经脉。经脉满溢，流入他经，别道而行，故名奇经。奇经有八，曰：任、督、冲、带、阳跷、阴跷、阳维、阴维是也。任脉任于前，督脉督于后。冲脉为诸脉之海，带脉犹身之束带。阳跷为足太阳之别，阴跷为足少阴之别。阳维则维络诸阳，阴维则维络诸阴。阴阳相维，诸经乃调。故此八脉，譬犹图设沟渠，以备水潦，斯无滥溢之患。人有奇经亦若是也。

任脉循行经文

《素问·骨空论》曰：任脉者，起于中极之

下。以上毛际，循腹里，上关元，至咽喉，上颐、循面、入目。

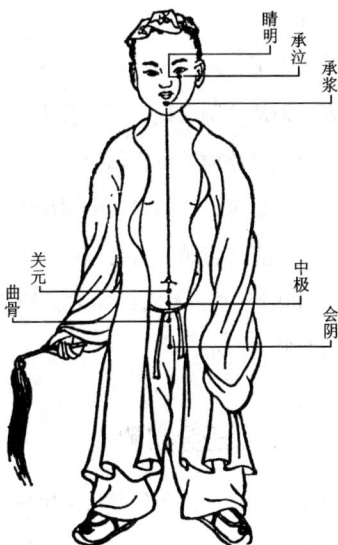

任脉循行图

《灵枢·五音五味》篇曰：冲脉任脉皆起于胞中，上循背里为经络之海。其浮而外者，循腹上行，会于咽喉，别而络口唇。

任脉循行歌

要诀 任脉起于中极下，会阴腹里上关元，循内上行会冲脉，浮外循腹至喉咽，别络口唇承浆已，过足阳明上颐间，循面入目至睛明，交督阴脉海名传。

【解释】任脉者，起于中极之下。中极者，穴名也。在少腹聚毛处之上毛际也。中极之下，谓曲骨之下会阴穴也。以上毛际，循腹里上关元者，谓从会阴循内上行，会于冲脉，为经络之海。其浮而外者，循腹上行，至于咽喉，别络口唇，至承浆而终。上颐循面入目至睛明者，谓不直交督脉，由足阳明承泣穴上颐循面，入目内眦之足太阳睛明穴，始交于督脉，总为阴脉之海也。

任脉穴歌

任脉中行二十四，会阴潜伏两阴间，曲骨之前中极在，关元石门气海边，阴交神阙水分处，下脘建里中脘前，上脘巨阙连鸠尾，中庭膻中玉堂联，紫宫华盖循璇玑，天突廉泉承浆端。

任脉分寸歌

要诀　任脉会阴两阴间，曲骨毛际陷中安，中极脐下四寸取，关元脐下三寸连，脐下二寸名石门，脐下寸半气海全。脐下一寸阴交穴，脐之中央即神阙，脐上一寸为水分，脐上

二寸下脘列，脐上三寸名建里，脐上四寸中脘
许，脐上五寸上脘在，巨阙脐上六寸五，鸠尾
蔽骨下五分，中庭膻下寸六取，膻中却在两乳
间，膻上寸六玉堂主，膻上紫宫三寸二，膻上
华盖四八举四寸八分，膻上璇玑五寸八，玑上
一寸天突起，天突喉下约四寸，廉泉颔下骨尖
已，承浆颐前唇棱下，任脉中央行腹里。

【解释】会阴穴，在前阴后阴之中间，任、
督、冲三脉所起，督由会阴而行背，任由会阴
而行腹，冲由会阴而行足也。从会阴上行，横
骨上毛际陷中，动脉应手，脐下五寸，曲骨穴
也。从曲骨上行，在脐下四寸，中极穴也。从
中极上行，在脐下三寸，即关元穴也。从关元
上行，在脐下二寸，石门穴也。从石门上行，
在脐下一寸五分宛宛中，气海穴也。从气海上
行，在脐下一寸，阴交穴也。从阴交上行，当
脐之中，神阙穴也。从神阙上行，脐上一寸，
水分穴也。从水分上行，脐上二寸，下脘穴
也。从下脘上行，脐上三寸，建里穴也。从建
里上行，在脐上四寸，中脘穴也。从中脘上
行，在脐上五寸，上脘穴也。从上脘上行，在
两歧骨下二寸，巨阙穴也。

从巨阙上行一寸，鸠尾穴也。从鸠尾上行
一寸陷中，中庭穴也。从中庭上行一寸六分，

膻中穴也。从膻中上行一寸六分陷中，玉堂穴
也。从玉堂上行一寸六分陷中，紫宫穴也。从
紫宫上行一寸六分陷中，华盖穴也。从华盖上
行一寸陷中，璇玑穴也。从璇玑上行一寸，天
突穴也。从天突上行，在颔下结喉上中央舌本
下，仰而取之，廉泉穴也。从廉泉上行，在颐
前下唇棱下陷中，承浆穴也。

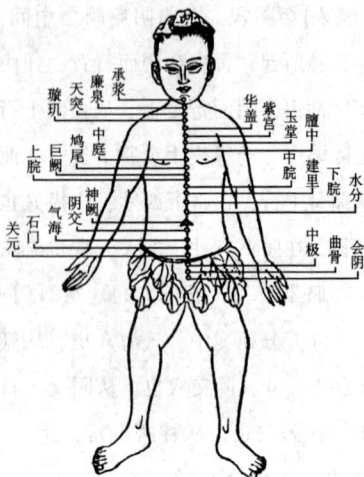

任脉穴图

督脉循行经文

《素问·骨空论》曰：督脉者，起于少腹以
下骨中央。女子入系廷孔，其孔，尿孔之端
也，其络循阴器，合篡间，绕篡后，别绕臀，

至少阴与巨阳中络者，合少阴上股内后廉，贯脊，属肾。与太阳起于目内眦，上额，交颠上，入络脑，还出别下项，循肩髆，内侠脊，抵腰中，入循膂，络肾。其男子循茎，下至篡，与女子等。其少腹直上者，贯脐中央，上贯心，入喉，上颐、环唇，上系两目之下中央。

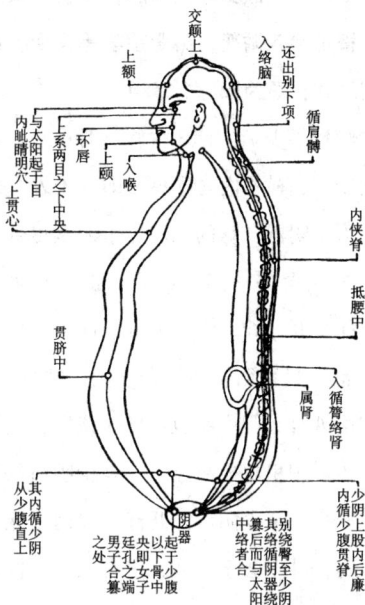

督脉循行图

图中标注文字：
交颠上　入络脑　还出别下项
上额　循肩髆
与太阳起于目内眦睛明穴上贯心　上系两目之下中央　环唇　上颐　入喉
内侠脊
抵腰中
入循膂络肾
属肾
贯脐中
少阴上股内后廉内循少腹贯脊
其别绕臀中络者而合与太阳绕器阴
以起于少腹中央廷孔即女子之尿孔端之处男子循茎下至篡
阴器
从少腹直上阴　其内循少腹直上

督脉循行歌

要诀 督脉少腹骨中央，女子入系尿孔疆，男子之络循阴器，绕纂之后别臀方，至少阴者循腹里，会任直上关元行，属肾会冲街腹气，入喉上颐环唇当，上系两目中央下，始合内眦络太阳，上额交颠入络脑，还出下项肩蝦场，侠脊抵腰入循膂，络肾茎纂等同乡，此是申明督脉路，总为阳脉之督纲。

【解释】督脉者，起于少腹下骨中央，谓男女少腹以下，横骨内之中央，即女子入系廷孔之端，男子阴器合纂间也。男子阴茎尽处，精室孔、尿孔合并一路，合纂处也，即女子胞孔、尿孔合并之处。廷孔之端，即下文曰：与女子等也。其络循阴器，合纂间，绕纂后行，是谓本络外合太阳中络也。别络绕臀，是谓别络内并少阴腹里也。故经曰：至少阴与巨阳中络者，合也。至少阴者，循行上股内后廉，循腹里，与任脉上会于关元，贯脊属肾，侠肾上行，与冲脉会于腹气之街。故经曰：自少腹直上，贯脐中央，上贯心入喉，上颐环唇，内行至督脉龈交而终，外行系两目之下中央，循行目内眦，会于太阳。故经曰：与太阳起于目内眦，上额交颠上，入络脑，还出别下项，循肩髆内侠脊，抵腰中，入循膂，络肾，复会于少阴，此督脉之循行也。

督脉穴歌

督脉行脉之中行，二十八穴始长强，腰俞阳关入命门，悬枢脊中中枢长。筋缩至阳归灵台，神道身柱陶道开，大椎哑门连风府，脑户强间后顶排。百会前顶通囟会，上星神庭素髎对，水沟兑端在唇上，龈交上齿缝之内。

督脉分寸歌　附：督脉解

要诀　尾闾骨端是长强，二十一椎腰俞当，十六阳关十四命，三一悬枢脊中央，十椎中枢筋缩九，七椎之下乃至阳，六灵五身三身柱，陶道一椎之下乡，一椎之上大椎穴，上至发际哑门行，风府一寸宛中取，脑户二五枕之方，再上四寸强间位，五寸五分后顶强，七寸百会顶中取，耳尖前后发中央，前顶前行八寸半，前行一尺囟会量，一尺一寸上星位，前发尺二神庭当，鼻端准头素髎穴，水沟鼻下人中藏，兑端唇上端上取，龈交唇内齿缝乡。

【解释】督脉之别，起于长强者，即绕篡

后，外合太阳，循行尾间间，长强穴也。侠膂上项，散头上，下当肩左右，别走太阳，入贯膂，谓督脉循外而上行也。故《难经》曰：起于下极之俞，即长强尾间间也。并于脊里，即侠脊也。上至风府，入属于脑，即上项散头也。从长强贯脊上行二十一椎下，腰俞穴也。十六椎下，阳关穴也。十四椎下，命门穴也。十三椎下，悬枢穴也。十一椎下，脊中穴也。十椎下，中枢穴也。九椎下，筋缩穴也。七椎下，至阳穴也。六椎下，灵台穴也。五椎下，神道穴也。三椎下，身柱穴也。一椎下，陶道穴也。一椎之上，大椎穴也。上至上发际，哑门穴也。从哑门入发际，风府穴也。从风府上行一寸五分枕骨上，脑户穴也。从脑户上行一寸五分，强间穴也。从强间上行一寸五分，后顶穴也。从后顶上行一寸五分，直两耳尖顶陷中，百会穴也。从百会前行一寸五分，前顶穴也。从前顶前行一寸五分，囟会穴也。从囟会又前行一寸，上星穴也。从上星至前发际，神庭穴也。前后发际，合骨度共一尺二寸也。从前发际下至鼻端准头，素髎穴也。鼻柱下沟中央近鼻孔陷中，水沟穴也。唇上端，兑端穴也。唇内齿上龈缝中，龈交穴也。凡二十八穴，循行背之中行者也。

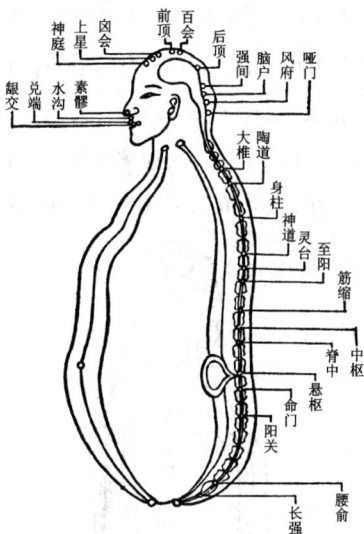

督脉穴图

【按】督脉始于长强者，本自《灵枢·经脉》篇曰：督脉之别名长强，侠脊上项，散头上下，当肩胛左右，别走太阳，入贯脊。《难经》二十八难曰：督脉者，起于下极之俞，并于脊里之上，至风府入属于脑，乃指穴而言也。前论督脉起于少腹者，是指循行而言也。

冲脉循行经文

《素问·骨空论》曰：冲脉者，起于气街，并少阴之经，侠脐上行，至胸中而散。

《灵枢·卫气》篇曰：请言气街。胸气有街，腹气有街，头气有街，胫气有街。故气在头者，止之于脑；气在胸者，止之膺与背俞；气在腹者，止之背俞。与冲脉在脐之左右之动脉者，气在胫者，止之于气街，与承山踝上。

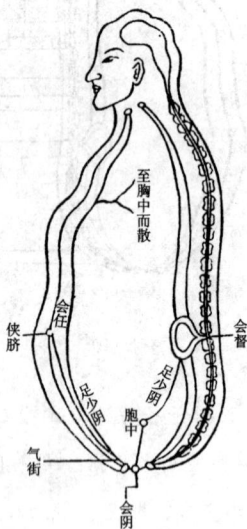

冲脉循行图

冲脉循行歌

要诀　冲脉起于腹气街，后天宗气气冲来，并于先天之真气，相并侠脐上胸街，大气至胸中而散，会合督任充身怀，分布脏腑诸经络，名之曰海不为乖。

【解释】冲脉者，起于气街，是起于腹气之街也。名曰气街者，是谓气所行之街也。一身之大气，积于胸中者，有先天之真气，是所受者，即人之肾间动气也；有后天之宗气，是水谷所化者，即人之胃气也。此所谓起于腹气之街者，是起胃中谷气也；并于少阴者，是并于肾间动气也。其真气与谷气相并，侠脐上行，至胸中而散，是谓大气至胸中，分布五脏六腑诸经，而充身者也。《灵枢·逆顺肥瘦》篇曰：冲脉者五脏六腑之海也，五脏六腑皆禀气焉。《灵枢·动俞》篇又曰：冲脉者十二经之海也，与少阴之大络，起于肾下，出于气街。《灵枢·五音五味》篇又曰：冲脉任脉皆起于胞中者，即此之起于肾下之谓也。而谓起于肾下者，即并于少阴之经，肾间动气上行也。《素问·骨空论》曰：冲脉起于气冲者，即此出于气街之谓也。不曰起而曰出者，谓谷气由阳明胃经出，而会于气街也。

冲脉穴歌

冲脉侠脐起横骨，大气四注肓俞同，商石阴通幽门穴，至胸散布任流行。

冲脉分寸歌 附：任督冲三脉合解

冲脉分寸同少阴，起于横骨至幽门，上行每穴眦一寸，穴开中行各五分。

【解释】冲脉起于足阳明，并于足少阴腹气之街，侠脐中行左右五分，而上行自少腹下尖阴上横骨穴，从横骨穴上行大赫、气穴、四满、中注、肓俞、商曲、石关、阴都、通谷、幽门等共十一穴，每穴上行相去各一寸，中行左右各五分。

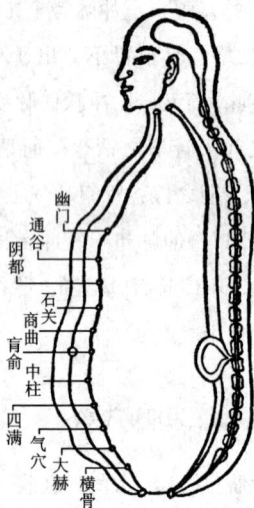

冲脉穴图

【按】任、督、冲三脉，《素问·骨空论》曰：任脉起于中极之下，毛际以上。是外指少腹之分也。循腹里，是内指胞中也。督脉起于少腹以下骨中央，女子廷孔，男子阴器，合篡贯脊属肾，亦是外指少腹，内指胞中也。冲脉起于气街，并少阴之经，亦是指于胞中也。虽未明言胞中，而实未尝不起于胞中也。是以知任、督、冲三脉，眦起于胞中。然三脉眦后天水谷所化，胃气出于气街，会于胞中，与先天肾间动之真气，并行而充身者也。由此观之，三脉同出一源无疑矣。故王冰《内经》注、《甲乙经》、《针灸图经》以任脉循背者谓之督脉；自少腹上谓之任脉，亦谓之督脉，则是以背腹阴阳，别为名目耳。然冲脉亦起于胞中，并足少阴而上行。是任脉、督脉、冲脉乃一源而三歧者。故人身之有腹背，犹天地之有子午；任督之有前后，犹二陆之分阴阳也。胞中者，谓男女丹田之通称也。在女子谓之女子胞，在男子即精室也。

带脉循行经文

《灵枢·经脉别》篇曰：足少阴上至䐃中，别走太阳而合，上至肾，当十四椎，出属带脉。

《二十八难》曰：带脉者，起于季胁，回身一周。

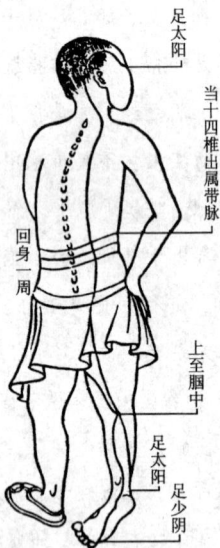

足太阳

当十四椎出属带脉

回身一周

上至胭中

足太阳

足少阴

带脉循行图

带脉循行歌

要诀 带脉足少阴经脉，上胭别走太阳经，合肾十四椎属带，起于季胁绕身行。

【解释】带脉本由足少阴经之脉，上至胭中，别走太阳而合肾，当十四椎，出属带脉，故起于季胁，绕身一周行也。

带脉穴歌

要诀 带起少阳带脉穴，绕行五枢维道间，京门之下居髎上，周回季胁束带然。

【解释】足少阴之正脉，出于然谷，循内踝后。其别者入跟中，上腨内，至腘中，别走而合太阳，上至肾之气穴穴，当十四椎内，与足少阴冲脉会，外与足少阳带脉合会，而不与冲脉偕行，出于季胁，属少阳带脉穴也。故《难经》曰：带脉者，起于季胁也。回身一周者，谓起于足少阳带脉穴，循行五枢穴、维道穴，不行居髎穴，回行如带，故曰带脉也。

带脉分寸歌

要诀 带脉部分足少阳，季胁寸八是其乡，由带三寸五枢穴，过章五三维道当。

【解释】带脉部分，在足少阳经季胁之下一寸八分，即带脉穴也。从带脉穴下三寸，即五枢穴也。从五枢下行，过肝经之章门穴下五寸三分，即维道穴也。

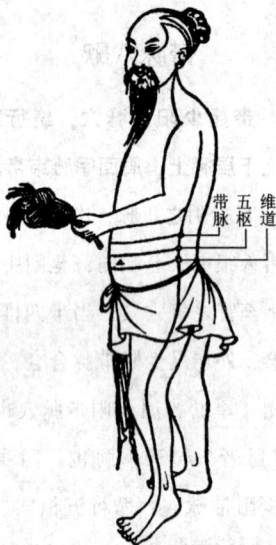

带脉穴图

阳跷阴跷脉循行经文

《灵枢·脉度》篇曰：跷脉者，少阴之别，起于然谷之后，上内踝之上，直上循阴股，入阴，上循胸里，入缺盆，上出人迎之前，入顺，属目内眦，合于太阳、阳跷而上行。气并相还，则为濡目，目气不荣，则目不合。

《二十八难》曰：阳跷脉者，起于跟中，循外踝上行，入风池；阴跷脉者，亦起于跟中，循内踝上行，至咽喉交贯冲脉。

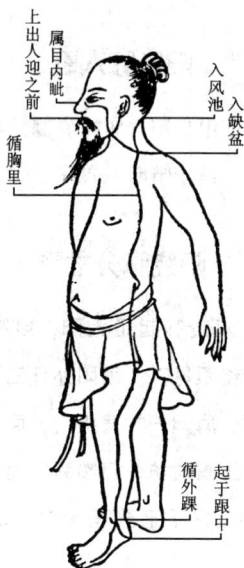

阳跷脉循行图

图中标注：
上出人迎之前　属目目内眦　入风池　入缺盆　循胸里　循外踝　起于跟中

阳跷脉循行歌

要诀　阳跷脉起于跟中，上合三阳外踝行，从胁循肩入颈颃，属目内眦太阳经。

【解释】阳跷之脉，起于足跟之中，上合三阳外踝上行，从胁少阳居髎之穴，上循肩，入颈颃阳明之肩髃、承泣等穴，属目内眦而会太阳也。

阳跷脉穴歌

阳跷脉起申仆阳，居髎肩髃巨骨乡，臑俞地仓巨髎泣，终于睛明一穴强。

阳跷脉分寸歌

要诀 阳跷脉起足太阳，申脉外踝五分藏，仆参后绕跟骨下，附阳外踝三寸乡，居髎监骨上陷取，肩髃一穴肩尖当，肩上上行名巨骨，肩胛之上臑俞坊，口吻旁四地仓位，鼻旁八分巨髎疆，目下七分是承泣，目内眦出睛明昂。

【解释】跷者足也，奇经涉于足者之名也。曰阳者，以其所行阳经也。阳跷者，谓足太阳经之别脉也，起于足太阳膀胱经，足外踝下五分陷中申脉穴也。从申脉绕后跟骨下，仆参穴也。从仆参又前斜足外踝上三寸，附阳穴也。又与足少阳会于季胁软骨端下八寸三分，居髎穴也。又与手阳明会于髆骨头肩端上，肩髃穴也。从肩髃穴上行肩尖上两叉骨，巨骨穴也。又与手足太阳阳维，会于肩后大骨下胛上廉，臑俞穴也。又与手足阳明会于夹口吻旁四分，地仓穴也。从地仓穴行于鼻孔旁八分，巨髎穴也。又与任脉足阳明会于目下七分，承泣穴也。又与手足太阳、足阳明、阴跷会于目内眦外一分，睛明穴也。

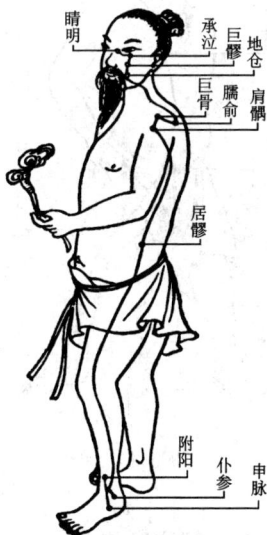

阳跷脉穴图

阴跷脉循行歌

要诀 阴跷亦起于跟中，少阴之别内踝行，上循阴股入胸腹，上至咽喉至睛明。

【解释】阴跷之脉，亦起于跟中，由少阴别脉然谷之穴，上行内踝，循阴股，入胸腹，上至咽喉、睛明穴，亦会于太阳也。

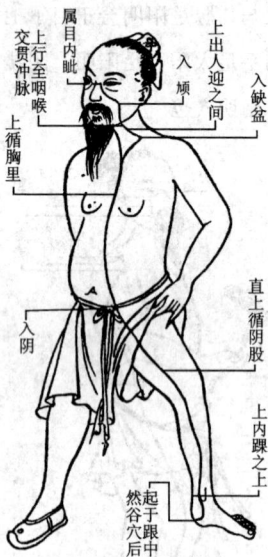

阴跷脉循行图

阴跷脉穴歌

阴跷起于然谷穴，上行照海交信列，三穴
原本足少阴，足之太阳睛明接。

阴跷脉分寸歌

要诀 阴跷脉起足少阴，足内踝前然谷
寻，踝下一寸照海陷，踝上二寸交信真，目内
眦外宛中取，睛明一穴甚分明。

【解释】阴跷者，以其所行阴经，为足少阴

之别脉也。起于足少阴肾经，足内踝前大骨下陷中，然谷穴也。从然谷穴循内踝之下一寸，照海穴也。从照海穴不循太溪穴，又郄于足内踝之上二寸直行交信穴。从交信穴上循阴股，入阴而行，上循胸里入缺盆，上出人迎之前，入頄鼻旁，属目内眦外宛宛中睛明穴，合于太阳、阳跷，上行气并相还，则为濡目之用矣。故知阴跷脉气，若不与阳跷脉气并荣于目，则目不能合也。此阴跷循行之经脉也。

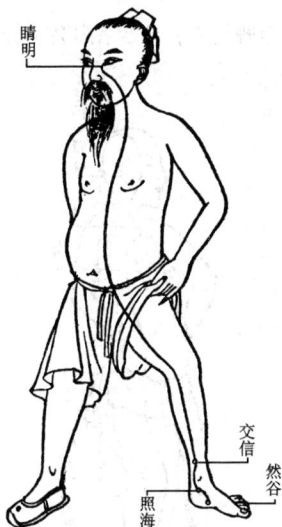

阴跷脉穴图

阳维阴维脉循行经文

《二十八难》曰：阳维阴维者，维络于身，

溢畜不能环流，灌溢诸经者也。故阳维起于诸
阳之会，阴维起于诸阴交也。

阳维脉循行歌

要诀 阳维脉起足太阳，外踝之下金门
疆，从胕背肩项面头，维络诸阳会督场。

【解释】阳维之脉，起于足太阳经外踝之下
金门穴也。从胕骨、背外、肩胛、项旁、面
上、头后至哑门穴，维络诸阳会于督脉也。

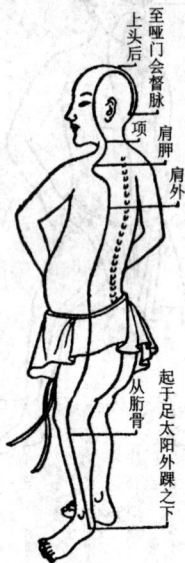

阳维脉循行图

阳维脉穴歌

阳维脉起穴金门，臑俞天髎肩井深，本神阳白并临泣，正营脑空风池巡，风府哑门此二穴，项后入发是其根。

阳维脉分寸歌

要诀 阳维脉起足太阳，外踝一寸金门藏，踝上七寸阳交位，肩后胛上臑俞当，天髎穴在缺盆上，肩上陷中肩井乡，本神入发四分许，眉上一寸阳白详，入发五分临泣穴，上行一寸正营场，枕骨之下脑空位，风池耳后陷中藏，项后入发哑门穴，入发一寸风府疆。

【解释】阳维起于诸阳之会者，谓起于足太阳膀胱经之足外踝下一寸金门穴也。从金门穴行于足少阳胆经之足外踝上七寸，阳交穴也。又与手足太阳及跷脉，会于肩后大骨下胛上廉，臑俞穴也。又与手足少阳会于缺盆中上毖骨际，天髎穴也。又会于肩上陷中，肩井穴也。从肩井穴上头，与足少阳会于眉上一寸，阳白穴也。从阳白穴上行于目上，直入发际，本神、临泣穴也。从临泣穴上行二寸，正营穴也。从正营穴循行枕骨下，脑空穴也。从脑空穴下行，至耳后大筋外廉，风池穴也。又与督脉会于项后风府、哑门穴，此阳维脉气所发也。

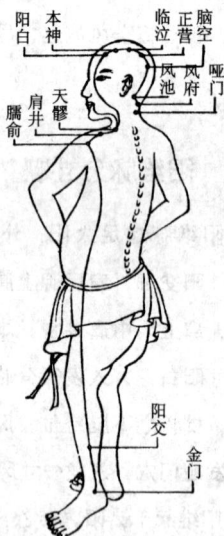

阳维脉穴图

阴维脉循行歌

要诀 阴维脉起足少阴，内踝上行穴筑宾，循腹至乳上结喉，维络诸阴会于任。

【解释】阴维之脉，起于足少阴经内踝，上行筑宾之穴，循腹至乳上结喉，至廉泉穴，维络诸阴，会于任脉也。

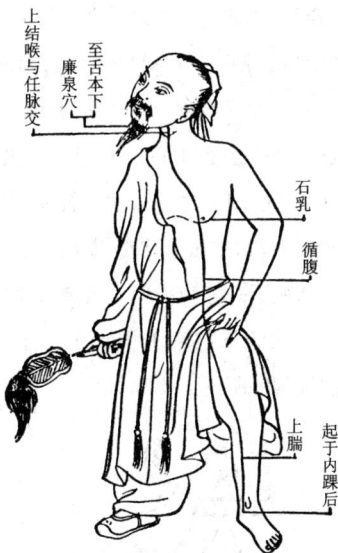

上结喉与任脉交
至舌本下
廉泉穴
石乳
循腹
上腨
起于内踝后

阴维脉循行图

阴维脉穴歌

阴维之穴起筑宾，府舍大横腹哀循，期门天突廉舌本，此是阴维脉维阴。

阴维脉分寸歌

要诀 阴维脉起足少阴，内踝之后寻筑宾，少腹之下称府舍，大横平脐是穴名，此穴去中三寸半，行至乳下腹哀明，期门直乳二肋缝，天突结喉下一寸。

【解释】阴维起于诸阴之交者，谓起于足少阴肾经之足内踝后，上腨分中，名曰筑宾穴也。与足太阴交于少腹下，去腹中行三寸半，府舍穴也。又平脐去中行三寸半，大横穴也。又行至乳下二肋端缝之下二寸，腹哀穴也。又与足厥阴交于乳下二肋端缝，期门穴也。又与任脉交于结喉下一寸宛宛中，天突穴也。从天突穴上行，在颔下结喉上中央舌本下，廉泉穴，此阴维脉气所发也。

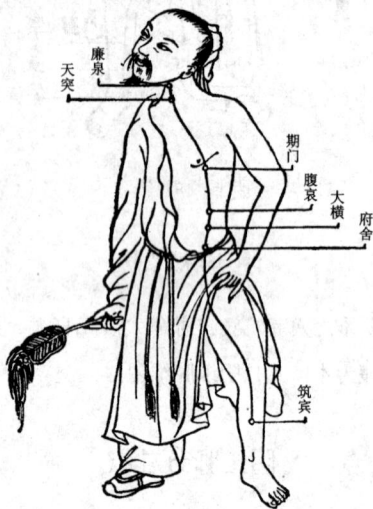

阴维脉穴图

头部主病针灸要穴歌

要诀　百会主治卒中风，兼治癫痫儿病惊，大肠下气脱肛病，提补诸阳气上升。

【解释】百会穴，提补阳气上升。主治大人中风，痰火癫痫，小儿急慢惊风，大肠下气，脱肛等证。针二分，灸五壮。

要诀　神庭主灸羊痫风，目眩头痛灸脑空，翳风专刺耳聋病，兼刺瘰疬项下生。

【解释】神庭穴，主治风痫、羊癫。灸三壮，禁针刺。脑空穴，主治偏正头疼，目眩。刺四分，灸五壮。翳风穴，主治耳聋及瘰疬。《针经》云：先将铜钱约二十文，令患者咬之，寻取穴中。针三分，禁灸。

要诀　上星通天主鼻渊，瘜肉痔塞灸能痊，兼治头风目诸疾，炷如小麦灼相安。

【解释】上星、通天二穴，主治鼻渊，鼻塞，瘜肉，鼻痔。左鼻灸右，右鼻灸左，左右鼻俱病者，左右俱灸。灸后鼻中当去一块，形如朽骨状，其病自愈。兼治头风目疾等证也。上星穴宜刺三分，留六呼，灸五壮。一云宜三棱针出血，以泻诸阳之热气。通天穴宜刺三分，留七呼，灸三壮。其壮如小麦大，始相宜也。

要诀 哑门风府只宜刺，中风舌缓不能言，颈项强急及瘛疭，头风百病与伤寒。

【解释】哑门、风府二穴，主治中风舌缓，暴喑不语，伤风伤寒，头痛项急不得回顾及抽搐等病。哑门穴针二分，不可深入，禁灸。风府穴针三分，留三呼，禁灸。

要诀 头维主刺头风疼，目痛如脱泪不明，禁灸随皮三分刺，兼刺攒竹更有功。

【解释】头维、攒竹二穴，主治头风疼痛如破，目痛如脱，泪出不明。头维穴随皮针三分，禁灸。攒竹穴刺一分，留六呼，禁灸。随皮者，针入即眠，针随皮刺去也。

要诀 率谷酒伤吐痰眩，风池主治肺中寒，兼治偏正头疼痛，颊车落颊风自瘥。

【解释】率谷穴，主治伤酒呕吐痰眩。刺三分，灸三壮。风池穴，治肺受风寒及偏正头风。刺四分，灸三壮、七壮，炷宜小。颊车穴，治落颊风，落颊风者，下颏脱落也。刺三分，灸三壮，炷如小麦。

要诀 临泣主治鼻不通，眵䁾冷泪云翳生，惊痫反视卒暴厥，日晡发疟胁下疼。

【解释】临泣穴，主治鼻塞目眩，生翳眵䁾眼目诸疾，及惊痫反视，卒暴痰厥，疟疾晚发等病。刺三分，留七呼，禁灸。

要诀 水沟中风口不开，中恶癫痫口眼歪，刺治风水头面肿，灸治儿风急慢灾。

【解释】水沟穴，主治中风口噤，牙关不开，卒中恶邪鬼击，不省人事，癫痫卒倒，口眼歪邪，风水面肿，及小儿急慢惊风等病。刺三分，留六呼，灸三壮至七壮，炷如小麦。然灸不及针。

要诀 承浆主治男七疝，女子瘕聚儿紧唇，偏风不遂刺之效，消渴牙疳灸功深。

【解释】承浆穴，主治男子诸疝，女子瘕聚，小儿撮口，及偏风半身不遂，口眼㖞邪，口噤不开，消渴饮水不休，口齿疳蚀生疮等证。刺二分，留五呼，灸三壮。

要诀 迎香主刺鼻失臭，兼刺面痒若虫行，先补后泻三分刺，此穴须知禁火攻。

【解释】迎香穴，主治鼻塞不闻香臭，浮肿风动，面痒状如虫行等证。针三分，禁灸。

要诀 口眼歪邪灸地仓，颊肿唇弛牙噤强，失音不语目不闭，瞤动视物目𥆧𥆧。

【解释】地仓穴，主偏风口眼歪邪，牙关不开，齿痛颊肿，目不能闭，唇缓不收，饮食难进，失音不语，眼目瞤动，视物𥆧𥆧，昏夜无见等证。刺三分，留五呼，灸七壮，或二七

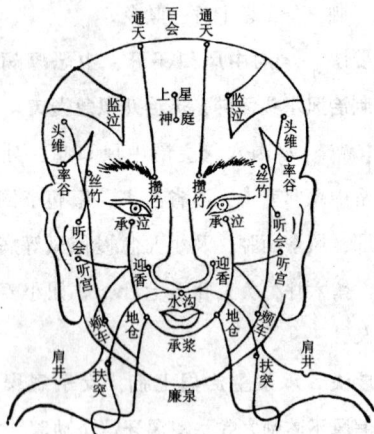

前面要穴图

壮，重者七七壮俱可。

要诀 听会主治耳聋鸣，兼刺迎香功最灵，中风瘛疭㖞斜病，牙车脱臼齿根疼。

【解释】听会穴，主治耳聋耳鸣，牙车脱臼，齿痛，中风，瘛疭，㖞邪等证。针四分，灸三壮。兼泻迎香，功效如神。迎香穴，针三分，禁灸。

要诀 听宫主治耳聋鸣，睛明攒竹目昏蒙，迎风流泪眦痒痛，雀目攀睛白翳生。

【解释】听宫穴，主治耳内蝉鸣，耳聋。刺三分，灸三壮。睛明、攒竹二穴，主治目痛视不明，迎风泪，胬肉攀睛，白翳眦痒，雀目诸证。睛明穴针分半，留六呼，禁灸。攒竹穴治证同前，刺三分，留六呼，禁灸。

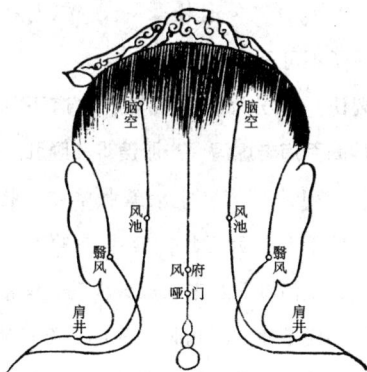

后头要穴图

胸腹部主病针灸要穴歌

要诀 膻中穴主灸肺痈，咳嗽哮喘及气瘿，巨阙九种心疼病，痰饮吐水息贲宁。

【解释】膻中穴，主治哮喘、肺痈、咳嗽、气瘿等证。灸七壮，禁针。巨阙穴，主治九种心痛、痰饮吐水、腹痛息贲等证。针三分，留七呼，灸七壮。

要诀 上脘奔豚与伏梁，中脘主治脾胃伤，兼治脾痛疟痰晕，痞满翻胃尽安康。

【解释】上脘穴，主治肾积奔豚，心积伏梁之证。针八分，留七呼，灸五壮。《千金》云：每日灸二七壮至百壮。孕妇不可灸。中脘穴，主治内伤脾胃，心脾痛，疟疾痰晕，痞满翻胃等证。针八分，灸七壮。一云：二七壮至百壮。孕子不可灸。

要诀 水分胀满脐突硬，水道不利灸之良，神阙百病老虚泻，产胀溲难儿脱肛。

【解释】水分穴，主治鼓胀坚硬，肚脐突出，小便不利。灸五壮，禁针。孕妇不可灸。神阙穴，主治百病及老人虚人泄泻，又治产后腹胀，小便不通，小儿脱肛等证。灸三壮，禁针。一法：纳炒干净盐填满脐上，加厚姜一片盖定，上加艾炷，灸百壮，或以川椒代盐亦妙。

要诀 气海主治脐下气，关元诸虚泻浊遗，中极下元虚寒病，一切痼冷总眦宜。

【解释】气海穴，主治一切气疾，阴证痼冷及风寒暑温，水肿，心腹鼓胀，诸虚，癥瘕等证。针八分，灸五壮。关元穴，主治诸虚肾积，及虚老人泄泻，遗精，白浊等证。针八分，留七呼，灸七壮。《千金》云：妇人针之则无子。中极穴，主治下元寒冷虚损，及妇人月事不调，赤白带下。针八分，留十呼，灸三壮。孕妇不可灸。

要诀 膺肿乳痈灸乳根，小儿龟胸灸亦同，呕吐吞酸灸日月，大赫专治病遗精。

【解释】乳根穴，主治胸前肿，乳痈，小儿龟胸等证。针三分，灸三壮。日月穴，主治呕吐吞酸。针七分，灸五壮。大赫穴，主治遗精。针三分，灸五壮。

要诀　天枢主灸脾胃伤，脾泻痢疾甚相当，兼灸鼓胀癥瘕病，艾火多加病必康。

【解释】天枢穴，主治内伤脾胃，赤白痢疾，脾泻及脐腹鼓胀、癥瘕等证。针五分，留七呼，灸五壮。《千金》云：魂魄之舍不可针，孕妇不可灸。

要诀　章门主治痞块病，但灸左边可拔根，若灸肾积脐下气，两边齐灸自然平。

【解释】章门穴，主治痞块，多灸左边，肾积灸两边。针六分，留六呼，灸三壮。一云百壮。

要诀　期门主治奔豚病，上气咳逆胸背疼，兼治伤寒胁硬痛，热入血室刺有功。

【解释】期门穴，主治奔豚上气，咳逆胸满，胸背彻痛，胸痛腹硬，及伤寒热入血室。针四分，灸五壮。

要诀　带脉主灸一切疝，偏坠木肾尽成功，兼灸妇人浊带下，丹田温暖自然停。

【解释】带脉穴，主治疝气偏坠木肾，及妇人赤白带下等证。针六分，灸五壮。

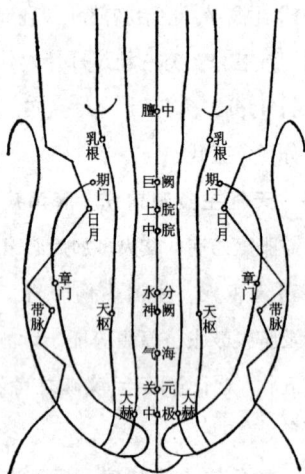

胸腹要穴图

背部主病针灸要穴歌

要诀 腰俞主治腰脊痛，冷痹强急动作难，腰下至足不仁冷，妇人经病尿赤痊。

【解释】 腰俞穴，主治腰脊重痛，举动不得，俯仰艰难，腰以下至足冷痹不仁，及妇人经闭，尿血等证。刺二分，留七呼，灸五壮。

要诀 至阳专灸黄疸病，兼灸痞满喘促声，命门老虚腰痛证。更治脱肛痔肠风。

【解释】 至阳穴，主治身面俱黄，胸胁支满，喘促不宁。针五分，灸三壮。命门穴，主治老人肾虚腰疼，及久痔脱肛，肠风下血等证。针五分，灸三壮。若年二十以上者不宜灸，灸恐绝子。

要诀 膏肓一穴灸劳伤，百损诸虚无不良，此穴禁针惟宜艾，千金百壮效非常。

【解释】膏肓穴，主治诸虚百损，五劳七伤，身形羸瘦，梦遗失精，上气咳逆，痰火发狂，健忘怔忡，胎前产后，劳瘵传尸等证。灸七七壮至百壮。

要诀 大杼主刺身发热，兼刺疟疾咳嗽痰，神道惟灸背上病，怯怯短气艾火添。

【解释】大杼穴，主治遍身发热，疟疾，咳嗽多痰。针五分，禁灸。神道穴，主治背上冷痛，怯怯短气。灸七壮，禁针。

要诀 风门主治易感风，风寒痰嗽吐血红，兼治一切鼻中病，艾火多加嗅自通。

【解释】风门穴，主治腠理不密，易感风寒，咳嗽吐痰，咯血鼻衄，及一切鼻中诸病。针三分，灸五壮。

要诀 肺俞内伤嗽吐红，兼灸肺痿与肺痈，小儿龟背亦堪灸，肺气舒通背自平。

【解释】肺俞穴，主治内伤外感，咳嗽吐血，肺痿，肺痈，小儿龟背。针三分，留七呼，灸三壮。

要诀　膈俞主治胸胁痛，兼灸痰疟痃癖攻，更治一切失血证，多加艾灼总收功。

【解释】膈俞穴，主治胸胁疼痛，痰疟痃癖，一切血痰。灸三壮，禁针。

要诀　肝俞主灸积聚痛，兼灸气短语声轻。更同命门一并灸，能使瞽目复重明。

【解释】肝俞穴，主治左胁积聚疼痛，气短不语。若同命门穴一并灸之，即两目昏暗者，可使复明。肝俞穴灸七壮，禁针。命门穴针五分，灸三壮。

要诀　胆俞主灸胁满呕，惊悸卧睡不能安，兼灸酒疸目黄色，面发赤斑灸自痊。

【解释】胆俞穴，主治两胁胀满，干呕，惊悸，睡卧不安及酒疸，目睛发黄，面发赤斑等证。灸三壮，禁针。

要诀　脾俞主灸伤脾胃，吐泻疟痢疸瘕癥，喘急吐血诸般证，更治婴儿慢脾风。

【解释】脾俞穴，主治内伤脾胃，吐泻疟痢，黄疸，食积，癥瘕，吐血，喘急，及小儿慢脾风证。灸五壮，禁针。

要诀　三焦俞治胀满疼，积块坚硬痛不宁，更治赤白休息痢，刺灸此穴自然轻。

【解释】三焦俞穴，主治胀满积块，坚硬疼痛，及赤白痢疾不止等证。针二分，灸五壮。

要诀　胃俞主治黄疸病，食毕头目即晕眩，疟疾善饥不能食，艾火多加自可痊。

【解释】胃俞穴，主治黄疸，食毕头眩，疟疾，善饥不能食等证。针三分，灸三壮。

要诀　肾俞主灸下元虚，令人有子效多奇，兼灸吐血聋腰痛，女疸妇带不能遗。

【解释】肾俞穴，主治下元诸虚，精冷无子，及耳聋，吐血，腰痛，女劳疸，妇人赤白带下等证。灸三壮，禁针。

要诀　大肠俞治腰脊疼，大小便难此可通，兼治泄泻痢疾病，先补后泻要分明。

【解释】大肠俞穴，主治腰脊疼痛，大小便不通，及泄泻、痢疾等证。针三分，灸三壮。

要诀　膀胱俞治小便难，少腹胀痛不能安，更治腰脊强直痛，艾火多添疾自痊。

【解释】膀胱俞穴，主治小便不通，少腹胀痛，及腰脊强直疼痛等证。针三分，灸七壮。

要诀　谚谵主治久疟病，五脏疟灸脏俞平，意舍主治胁满痛，兼疗呕吐立时宁。

【解释】谚谵俞穴，主治久疟。若五脏疟，灸五脏俞。五脏俞者，心、肝、脾、肺、肾俞也。俱针六分，灸二七壮。

意舍穴，主治两胁胀满，疼痛呕吐。针五分，灸三壮。

要诀　身柱主治羊痫风，咳嗽痰喘腰背疼，长强惟治诸般痔，百劳穴灸汗津津。

【解释】身柱穴，主治风痫发狂，咳嗽痰喘，腰背疼痛等证。针五分，灸七七壮。长强穴，主治诸般痔漏疼痛。针三分，灸三十壮。百劳穴，主治满身发热，虚汗盗汗津津不止。针五分，留三呼，泻五吸，灸以年为壮。

手部主病针灸要穴歌

要诀　尺泽主刺肺诸疾，绞肠痧痛锁喉风，伤寒热病汗不解，兼刺小儿急慢风。

【解释】尺泽穴，主治咳唾脓血，喉痹，肺积息贲，及绞肠痧痛，伤寒汗不出，小儿急慢惊风等证。刺三分，或三棱针出血，禁灸。

要诀　列缺主治嗽寒痰，偏正头疼治自痊，男子五淋阴中痛，尿血精出灸便安。

【解释】列缺穴，主治咳嗽寒痰，偏正头疼，及男子淋沥，阴中疼痛，尿血精出等证。针二分，灸七壮，炷如小麦。

要诀　经渠主刺疟寒热，胸背拘急胀满坚，喉痹咳逆气数欠，呕吐心疼亦可痊。

【解释】经渠穴，主治咳疟寒热，胸背拘急膨胀，喉痹，咳逆上气数欠，呕吐心疼等证。

背部要穴图

针二分，禁灸。

要诀 太渊主刺牙齿病，腕肘无力或痛疼，兼刺咳嗽风痰疾，偏正头疼效若神。

【解释】太渊穴，主治牙齿疼痛，手腕无力疼痛，及咳嗽风痰，偏正头疼等证。针二分，灸三壮。

要诀　鱼际主灸牙齿痛，在左灸左右同然，更刺伤寒汗不出，兼治疟疾方欲寒。

【解释】鱼际穴，主治牙齿痛，疟疾初起先觉发寒，伤寒汗不出等证。针二分。惟牙痛可灸，余证禁灸。

要诀　少冲主治心胆虚，怔忡癫狂不可遗，少商惟针双鹅痹，血出喉开功最奇。

【解释】少冲穴，主治心虚胆寒，怔忡癫狂。针一分，灸三壮。少商穴，主治双鹅风，喉痹。以三棱针刺微出血，禁灸。

要诀　少海主刺腋下瘰，漏臂痹痛羊痫风，灵道主治心疼痛，瘛疭暴喑不出声。

【解释】少海穴，主治腋下瘰疬，漏臂与风吹肘臂疼痛也，及癫痫羊鸣等证。针五分，禁灸。灵道穴，主治心痛，羊痫，瘛疭，肘挛，暴喑不能言等证。针三分，灸三壮。

要诀　通里主治温热病，无汗懊憹心悸惊，喉痹苦呕暴喑哑，妇人经漏过多崩。

【解释】通里穴，主治温病，面热无汗，懊憹，心悸，惊恐，喉痹，苦呕，暴喑，声哑，及妇人经血过多，崩漏等证。针三分，灸三壮。

要诀　神门主治悸怔忡，呆痴中恶恍惚惊，兼治小儿惊痫证，金针补泻疾安宁。

【解释】神门穴，主治惊悸怔忡，呆痴，卒中鬼邪，恍惚振惊，及小儿惊痫等证。针三分，留七呼，灸三壮，炷如小麦。

要诀　少府主治久咳疟，肘腋拘急痛引胸，兼治妇人挺痛痒，男子遗尿偏坠疼。

【解释】少府穴，主治咳疟久不愈，臂酸，肘腋挛急，胸中痛，及妇人阴挺，阴痒，阴痛；男子遗尿，偏坠等证。针二分，灸三壮。

要诀　曲泽主治心痛惊，身热烦渴肘掣疼，兼治伤寒呕吐逆，针灸同施立刻宁。

【解释】曲泽穴，主治心痛，善惊，身热烦渴，臂肘摇动，掣痛不能伸，伤寒，呕吐，气逆等证。针三分，留七呼，灸三壮。

要诀　间使主治脾寒证，九种心疼疟渴生，兼治瘰疬生项下，左右针灸自然平。

【解释】间使穴，主治脾寒证，九种心痛，脾疼，疟疾，口渴，及瘰疬久不愈，患左灸右，患右灸左，针六分，留七呼，灸五壮。

要诀　内关主刺气块攻，兼灸心胸胁痛疼，劳热疟疾审补泻，金针抽动立时宁。

【解释】内关穴，主治气块上攻心胸，胁肋疼痛，劳热，疟疾等证。针五分，灸五壮。

要诀　痰火胸疼刺劳宫，小儿口疮针自轻，兼刺鹅掌风证候，先补后泻效分明。

【解释】劳宫穴，主治痰火胸痛，小儿口疮及鹅掌风等证。针二分，禁灸。

要诀 商阳主刺卒中风，暴仆昏沉痰塞壅，少商中冲关冲少，少泽三棱立回生。

【解释】中冲穴，《乾坤生意》云：此为十井穴，凡初中风跌倒，卒暴昏沉，痰盛不省人事，牙关紧闭，药水不下，急以三棱针刺中冲、少商、商阳、关冲、少冲、少泽，使血气流通，实起死回生急救之妙诀也。

要诀 三里三间并二间，主治牙疼食物难，兼治偏风眼目疾，针灸三穴莫教偏。

【解释】三里、三间、二间三穴，主治牙齿疼痛，食物艰难，及偏风眼目诸疾，三穴并针灸之。三里穴针二分，灸三壮。二间穴针三分，灸三壮。三间穴针三分，灸三壮。

要诀 合谷主治破伤风，痹痛筋急针止疼，兼治头上诸般病，水肿产难小儿惊。

【解释】合谷穴，主治破伤风，风痹，筋骨疼痛，诸般头痛，水肿，产难，及小儿急惊风等证。针三分，留六呼，灸三壮。

要诀 阳溪主治诸热证，瘾疹痂疥亦当针，头痛牙痛咽喉痛，狂妄惊中见鬼神。

【解释】阳溪穴，主治热病烦心，瘾疹，痂疥，厥逆，头痛，牙疼，咽喉肿痛，及狂妄，惊恐见鬼等证。针三分，留七呼，灸三壮。

要诀 曲池主治是中风，手挛筋急痛痹风，兼治一切疟疾病，先寒后热自然平。

【解释】曲池穴，主治中风，手挛，筋急，痹风，疟疾先寒后热等证。针五分，灸七壮。

要诀 肩井一穴治仆伤，肘臂不举浅刺良，肩髃主治瘫痪疾，手挛肩肿效非常。

【解释】肩井穴，主治仆伤，肘臂疼痛不举。针五分，灸五壮，孕妇禁针。肩髃穴，主治瘫痪，手挛肩肿。针六分，灸五壮。

要诀 少泽主治衄不止，兼治妇人乳肿疼，大陵一穴何专主？呕血疟疾有奇功。

【解释】少泽穴，主治鼻衄不止，妇人乳肿。针一分，灸三壮。大陵穴，主治呕血，疟疾。针六分，灸三壮。

要诀 前谷主治癫痫疾，颈项肩臂痛难堪，更能兼治产无乳，小海喉龈肿痛瘥。

【解释】前谷穴，主治癫痫，颈项颊肿引耳疼痛，及妇人产后无乳等证。针一分，留三呼，灸三壮。小海穴，主治咽喉，牙龈肿痛等证。针二分，灸五壮。

要诀 腕骨主治臂腕疼，五指诸疾治可平，后溪能治诸疟疾，能令癫痫渐渐轻。

【解释】腕骨穴，主治臂、腕、五指疼痛。

针二分，灸三壮。后溪穴，主治疟疾，癫痫。针一分，灸一壮。

要诀 阳谷主治头面病，手膊诸疾有多般，兼治痔漏阴痿疾，先针后灸自然瘥。

【解释】阳谷穴，主治头面项肿，手膊疼痛不举，及痔漏、阴痿等证。针二分，灸三壮。

要诀 支正穴治七情郁，肘臂十指尽眦挛，兼治消渴饮不止，补泻分明自可安。

【解释】支正穴，主治七情郁结不舒，肘臂十指筋挛疼痛，及消渴饮水不止等证。针三分，灸三壮。

要诀 液门主治喉龈肿，手臂红肿出血灵，又治耳聋难得睡，刺入三分补自宁。

【解释】液门穴，主治咽喉外肿，牙龈痛，手臂红肿，耳暴聋，不得眠等证。针三分，留二呼，灸三壮。

要诀 中渚主治肢木麻，战振蜷挛力不加，肘臂连肩红肿痛，手背痛毒治不发。

【解释】中渚穴，主治四肢麻木，战振，蜷挛无力，肘臂连肩红肿疼痛，手背痈毒等证。针二分，灸三壮。

要诀 阳池主治消渴病，口干烦闷疟热寒，兼治折伤手腕痛，持物不得举臂难。

【解释】阳池穴，主治消渴，口干烦闷，寒

热疟，或因折伤手腕，持物不得，臂不能举等证。针二分，禁灸。

要诀 外关主治脏腑热，肘臂胁肋五指疼，瘰疬结核连胸颈，吐衄不止血妄行。

【解释】外关穴，主治五脏六腑结热，鼻衄吐血不止，及肘臂胁肋手指节痛，瘰疬结核，绕颈连胸，肿痛不消等证。针三分，留七呼，灸三壮。

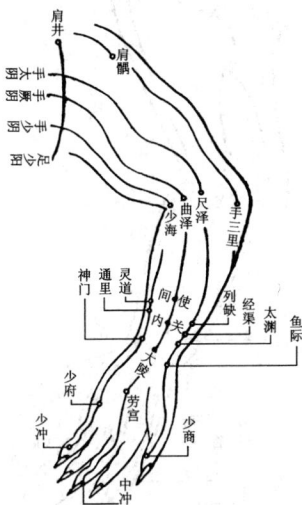

仰手要穴图

要诀 支沟中恶卒心痛，大便不通胁肋疼，能泻三焦相火盛，兼治血脱晕迷生。

【解释】支沟穴，主治鬼击卒心痛，凡三焦

相火炽盛及大便不通，胁肋疼痛，妇人产后血晕，不省人事等证。针二分，留七呼，灸七壮。

要诀 天井主泻瘰疬疹，角孙惟主目翳生，耳门耳聋聤耳病，丝竹空穴治头风。

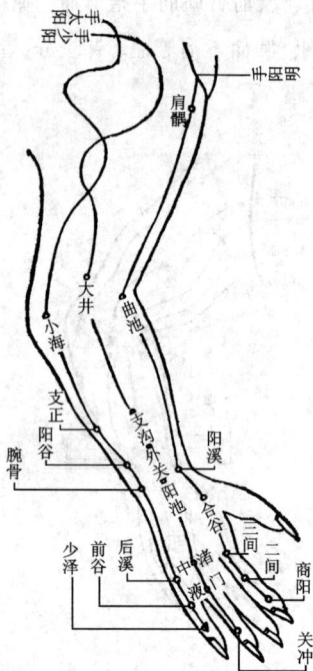

覆手要穴图

【解释】天井穴，主治瘰疬，瘾疹。针三分，灸五壮。角孙穴，主治目中生翳。针三分，灸三壮。耳门穴，主治耳聋，聤耳脓汁。针三分，留三呼，禁灸。丝竹空穴，主治头痛，目赤目眩，视物眈眈。针三分，留三呼，禁灸。

足部主病针灸要穴歌

要诀 隐白主治心脾痛，筑宾能医气疝疼，照海穴治夜发痓，兼疗消渴便不通。

【解释】隐白穴，主治心脾疼痛。针一分，灸三壮。筑宾穴，主治气疝。针三分，灸五壮。照海穴，主治夜发痓证，及消渴大便闭。针三分，灸三壮。

要诀 大都主治温热病，伤寒厥逆呕闷烦，胎产百日内禁灸，千金主灸大便难。

【解释】大都穴，主治温热病汗不出，伤寒手足逆冷，腹满，呕吐，闷乱，及大便难等证。针三分，留七呼，灸三壮。凡妇人怀孕，及生产后不满百日，俱不宜灸。

要诀 太白主治痔漏疾，一切腹痛大便难，痞疸寒疟商邱主，兼治呕吐泻痢痓。

【解释】太白穴，主治痔漏，腹中疼痛，大便不通等证。针三分，留七呼，灸三壮。商邱穴，主治痞气，黄疸，寒疟及呕、吐、泻、痢等证。针三分，留七呼，灸三壮。

要诀 公孙主治痰壅膈，肠风下血积块疴，兼治妇人气蛊病，先补后泻自然瘥。

【解释】公孙穴，主治痰壅胸膈，肠风下血积块，及妇人气蛊等证。针四分，灸三壮。

要诀 三阴交治痞满坚，痼冷疝气脚气缠，兼治不孕及难产，遗精带下淋沥痊。

【解释】三阴交穴，主治痞满，痼冷，疝气，遗精，及妇人脚气，月信不调，久不成孕，难产，赤白带下淋沥等证。针三分，灸三壮。

要诀 血海主治诸血疾，兼治诸疮病自轻，阴陵泉治胁腹满，刺中下部尽眦松。

【解释】血海穴，主治女子崩中漏下，月信不调，带下，及男子肾脏风，两腿疮痒湿痛等证。针五分，灸五壮。阴陵泉穴，主治胁腹胀满，阴痛，足膝红肿，小便不通，小便失禁不觉，下部等证。针五分，留七呼，灸三壮。

要诀 涌泉主刺足心热，兼刺奔豚疝气疼，血淋气痛疼难忍，金针泻动自安宁。

【解释】涌泉穴，主治足发热，奔豚，疝气疼痛，血淋，气痛等证。针三分，留三呼，灸三壮。

要诀 然谷主治喉痹风，咳血足心热遗精，疝气温疟多渴热，兼治初生儿脐风。

【解释】然谷穴，主治喉痹，唾血，遗精，温疟，疝气，足心热，及小儿撮口脐风。针三分，留三呼，灸三壮。凡针不宜见血。

要诀　太溪主治消渴病，兼治房劳不称情，妇人水蛊胸胁满，金针刺后自安宁。

【解释】太溪穴，主治消渴，房劳，不称心意，及妇人水蛊，胸胁胀满等证。针三分，留七呼，灸三壮。

要诀　阴谷舌纵口流涎，腹胀烦满小便难，疝痛阴痿及痹病，妇人漏下亦能痊。

【解释】阴谷穴，主治舌纵涎下，腹胀，烦满，尿难，小腹疝急引阴、阴股内廉痛为痿痹，及女人漏下不止。针四分，留七呼，灸三壮。

要诀　复溜血淋宜乎灸，气滞腰疼贵在针，伤寒无汗急泻此，六脉沉伏即可伸。

【解释】复溜穴主治血淋，气滞腰痛，伤寒无汗，六脉沉匿者。针三分，留三呼，灸五壮。

要诀　大敦治疝阴囊肿，兼治脑衄破伤风，小儿急慢惊风病，炷如小麦灸之灵。

【解释】大敦穴，主治诸疝，阴囊肿，脑衄，破伤风，及小儿急慢惊风等证。针二分，留十呼，灸三壮。

要诀 行间穴治儿惊风，更刺妇人血蛊瘕，浑身肿胀单腹胀，先补后泻自然平。

【解释】行间穴，主治小儿急慢惊风，及妇人血蛊癥瘕，浑身肿，单腹胀等证。针三分，留十呼，灸三壮。

要诀 太冲主治肿胀满，行动艰辛步履难，兼治霍乱吐泻证，手足转筋灸可痊。

【解释】太冲穴，主治肿满，行步艰难，及霍乱吐泻，手足转筋等证。针三分，留十呼，灸三壮。

要诀 中封主治遗精病，阴缩五淋溲便难，鼓胀瘿气随年灸，三里合灸步履艰。

【解释】中封穴，主治梦泄遗精，阴缩，五淋，不得尿，鼓胀，瘿气。此穴合足三里并灸治行步艰辛。中封穴针四分，留七呼，灸三壮。足三里穴针五分，留七呼，灸三壮。

要诀 曲泉癀疝阴股痛，足膝胫冷久失精，兼治女子阴挺痒，少腹冷痛血瘕癥。

【解释】曲泉穴，主治癀疝，阴股痛，男子失精，膝胫冷痛，及女子阴挺出，少腹疼痛，阴痒，血瘕等证。针六分，留七呼，灸三壮。

要诀 伏兔主刺腿膝冷，兼刺脚气痛痹风，若逢穴处生疮疖，说与医人莫用功。

【解释】伏兔穴，主治腿膝寒冷，脚气痛痹。针五分，禁灸。凡此穴处生疮疖者危。

要诀 阴市主刺痿不仁，腰膝寒如注水侵，兼刺两足拘挛痹，寒疝少腹痛难禁。

【解释】阴市穴，主治痿痹不仁，不得屈伸，腰膝寒如注水，两足拘挛痹痛，寒疝，少腹疼痛等证。针三分，留七呼，禁灸。

要诀 足三里治风湿中，诸虚耳聋上牙疼，噎膈鼓胀水肿喘，寒湿脚气及痹风。

【解释】足三里穴，治中风，中湿，诸虚，耳聋，上牙疼，水肿，心腹鼓胀，噎膈哮喘，寒湿脚气，上、中、下三部痹痛等证。针五分，留七呼，灸三壮。此穴三十外方可灸，不尔反生疾。

要诀 解溪主治风水气，面腹足肿喘嗽频，气逆发噎头风眩，悲泣癫狂悸与惊。

【解释】解溪穴，主治风气面浮，腹胀，足肿，喘满，咳嗽，气逆发噎，头痛，目眩，悲泣癫狂，惊悸，怔忡等证。针五分，留五呼，灸三壮。

要诀 陷谷主治水气肿，善噎痛疝腹肠鸣，无汗振寒痰疟病，胃脉得弦泻此平。

【解释】陷谷穴，主治面目浮肿，及水病善噎，疝气少腹痛，肠鸣腹痛，疟疾振寒无汗等证。

或胃脉得弦。眦宜针五分，留七呼，灸三壮。

要诀　内庭主治痞满坚，左右缪灸腹响宽，兼刺妇人食蛊胀，行经头晕腹疼安。

【解释】内庭穴，主治痞满坚硬。针三分，留十呼，灸三壮。患右灸左，患左灸右，但觉腹响是其效验。兼治妇人食蛊，行经头晕，少腹痛等证。

要诀　厉兑主治尸厥证，惊狂面肿喉痹风，兼治足寒膝膑肿，相偕隐白梦魇灵。

【解释】厉兑穴，主治尸厥口噤气绝，状如中恶，面肿喉痹惊狂，好卧足寒，膝膑肿痛等证。针一分，留一呼，灸一壮。此穴合隐白穴同针，治梦魇不宁。针一分，灸三壮。

要诀　飞阳主治步艰难，金门能疗病癫痫，足腿红肿昆仑主，兼治齿痛亦能安。

【解释】飞阳穴，主治步履艰难。针三分，灸三壮。金门穴，主治癫狂羊痫风。针一分，灸三壮。昆仑穴，主治足腿红肿，牙齿疼痛。针三分，灸三壮。

要诀　昼发痓证治若何，金针申脉起沉疴，上牙疼兮下足肿，亦针此穴自平和。

【解释】申脉穴，主治昼发痓证，足肿牙疼。针三分，留七呼，灸三壮，灸不及针。

要诀　环跳主治中风湿，股膝筋挛腰痛疼，委中刺血医前证，开通经络最相应。

【解释】环跳穴，主治腰、胯、膝中受风寒湿气，筋挛疼痛。针一寸，留十呼，灸三壮。委中穴治证同环跳穴，但此穴禁灸，针五分。

要诀　阳陵泉治痹偏风，兼治霍乱转筋疼，承山主针诸痔漏，亦治寒冷转筋灵。

【解释】阳陵泉穴，主治冷痹偏风，霍乱转筋。针六分，灸三壮。承山穴，主治痔漏疼痛，寒冷转筋。针七分，灸五壮，灸不及针。

要诀　阳辅主膝酸痛，腰间溶溶似水浸，肤肿筋挛诸痿痹，偏风不遂灸功深。

【解释】阳辅穴，主治膝胻酸疼，腰间寒冷，肤肿筋挛，百节酸疼，痿痹，偏风不遂等证。针三分，留七呼，灸三壮。

要诀　风市主治腿中风，两膝无力脚气冲，兼治浑身麻搔痒，艾火烧针眦就功。

【解释】风市穴，主治腿中风湿，疼痛无力，脚气，浑身搔痒麻痹等证。针五分，灸五壮。

要诀　悬钟主治胃热病，腹胀胁痛脚气疼，兼治脚胫湿痹痒，足指疼痛针可停。

【解释】悬钟穴，主治胃热，腹胀，胁痛，脚气，脚胫湿痹，浑身搔痒，趾疼等证。针六分，灸五壮。

要诀 丘墟主治胸胁痛，牵引腰腿髀枢中，小腹外肾脚腕痛，转筋足胫不能行。

【解释】丘墟穴，主治胸胁满痛不得息，牵引腰、腿、髀枢中疼痛，少腹外肾痛，脚腕转筋痛，足胫难行等证。针五分，灸三壮。

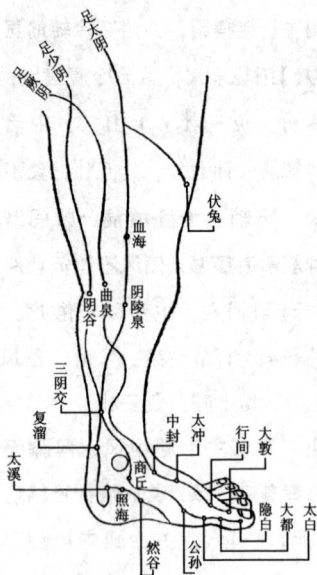

阴足要穴图

要诀 颈漏腹下马刀疮，连及胸胁乳痈疡，妇人月经不利病，下临泣穴主治良。

【解释】临泣穴，主治颈漏，腑下马刀，连及胸胁，妇人乳痈，月信不调等证。针二分，灸三壮。

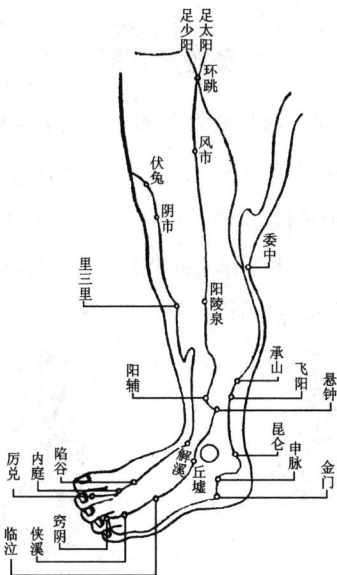

阳足要穴图

要诀 侠溪主治胸胁满，伤寒热病汗难出，兼治目赤耳聋痛，颔肿口噤疾堪除。

【解释】侠溪穴，主治胸胁支满，伤寒热病汗不出，目赤，耳聋，胸痛，颔肿，口噤等证。针三分，灸三壮。

要诀 窍阴主治胁间痛，咳不得息热躁烦，痈疽头痛耳聋病，喉痹舌强不能言。

【解释】窍阴穴，主治胁痛，咳逆不得息，发热躁烦，痈疽口干，头痛喉痹，舌强耳聋等证。针一分，灸三壮。

灸难产穴歌

要诀 横逆难产灸奇穴，妇人右脚小指尖。炷如小麦灸三壮，下火立产效通仙。

【解释】妇人横产，子手先出，诸符药不效者，灸此。其穴在右脚小趾爪甲外侧尖上，即至阴穴也。灸三壮，艾炷如小麦，下火立产。

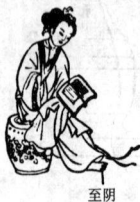

至阴

灸难产穴图

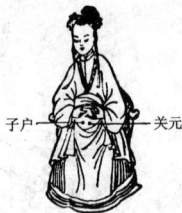

子户 ——   —— 关元

针子户穴图

针子户穴歌

要诀 子户能刺衣不下，更治子死在腹中，穴在关元右二寸，下针一寸立时生。

【解释】胞衣不出，子死腹中，宜刺子户穴，针入一寸。其穴在任脉经之关元穴傍右二寸。

灸遗精穴歌

要诀 精宫十四椎之下，各开三寸是其乡。左右二穴灸七壮，夜梦遗精效非常。

【解释】遗精灸精宫穴，其穴在脊之十四椎下，左右傍开各三寸，灸七壮。

灸痨虫穴歌

要诀 鬼眼一穴灸痨虫，墨点病人腰眼中，择用癸亥亥时灸，勿令人知法最灵。

【解释】劳瘵日久不愈，互相传染，因内有劳虫，宜灸鬼眼穴。穴在腰间两旁，正身直立，有微隐处，用墨点记，合面而卧，以小艾炷灸七壮，或九壮十一壮，多寡量人，虫即吐泻而出，急取烧毁远弃，可免复传。择癸亥日夜半，六神皆聚，亥时灸之，勿使病人预知，恐尸神有觉也。

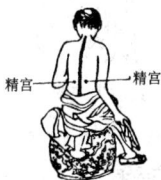

精宫　　精宫

灸遗精穴图

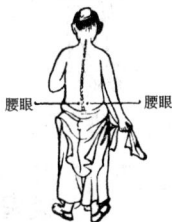

腰眼　　腰眼

灸痨虫穴图

灸痞根穴歌

要诀 十二椎下痞根穴，各开三寸零五分，二穴左右灸七壮，难消痞块可除根。

【解释】痞块灸痞根穴，其穴在脊之十二椎下，旁开三寸半。痞块多在左则灸左，在右则灸右，如左右俱有，左右俱灸之。

灸肘尖穴歌

要诀 肘尖端处是奇穴，男女瘰疬堪灸也，左患灸右右灸左，并灸风池效更捷。

【解释】肘尖奇穴灸瘰疬，左患灸右，右患灸左。如初起时，男先灸左，女先灸右，兼灸风池穴尤效。风池穴在脑后颞颥穴后，发际陷中。

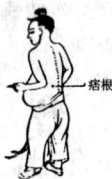
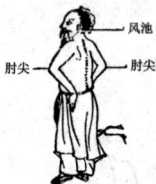

痞根穴图　　　　　灸肘尖穴图

灸鬼哭穴歌

要诀 中恶振噤鬼魅病，急灸鬼哭神可定，两手大指相并缚，穴在四处之骑缝。

【解释】鬼哭穴，灸鬼魅狐惑，恍惚振噤等证。取穴：将两手大指相并缚定，用艾炷于两甲角反甲后肉四处骑缝。着火灸之，则患者哀告我自去为效。

灸中恶穴歌

要诀 尸疰客忤中恶病，乳后三寸量准行，男左女右艾火灸，邪祟驱除神自宁。

【解释】灸尸疰、客忤、中恶等证。其穴在乳后三寸，男左女右灸之。

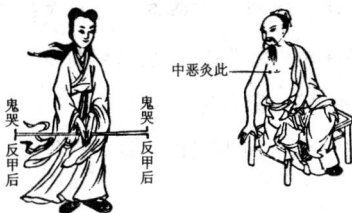

中恶灸此

鬼哭上反甲后　　鬼哭下反甲后

灸鬼哭穴图　　　　灸中恶穴图

灸疝气穴歌

要诀 疝气偏坠灸为先，量口两角折三尖，一尖向上对脐中，两尖下垂是穴边。

【解释】灸疝痛偏坠奇穴法，用秆心一条，量患人口两角为则，折为三段如△字样，以一角安脐中心，两角安脐下两傍，尖画处是穴。
左患灸右，右患灸左，左右俱患，左右俱灸。
艾炷如粟米大，灸四壮。

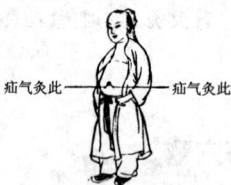

灸疝气穴图

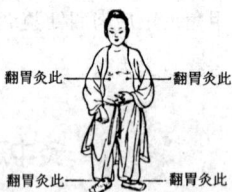

灸翻胃穴图

灸翻胃穴歌

要诀 翻胃上下灸奇穴，上在乳下一寸
也，下在内踝之下取，三指稍斜向前者。

【解释】灸翻胃奇穴，上穴在两乳下一寸；
下穴在内踝下用手三指稍斜向前排之，即是
穴也。

灸肠风穴歌

要诀 肠风诸痔灸最良，十四椎下奇穴
乡，各开一寸宜多灸，年深久痔效非常。

【解释】灸肠风诸痔奇穴。其穴在脊十四椎
下，傍各开一寸。年深者，灸之最效。

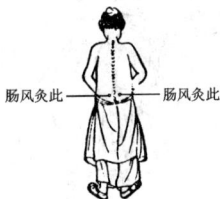

肠风灸此 ———— 肠风灸此

灸肠风穴图

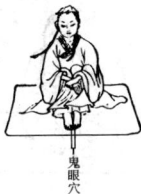

鬼眼穴

灸暴绝穴图

灸暴绝穴歌

要诀 鬼魇暴绝最伤人，急灸鬼眼可回春，穴在两足大趾内，去甲韭叶鬼难存。

【解释】凡一切鬼魇暴绝，当灸奇穴。在足两大趾内，去爪甲如韭叶许，名鬼眼穴。灸之则鬼邪自去，而病可愈也。

灸鬼眼穴歌

要诀 肿满上下灸奇穴，上即鬼哭不用缚，下取两足第二趾，趾尖向后寸半符。

【解释】灸肿满奇穴，上穴即两手大指缝，鬼哭穴也；下穴在两足第二趾趾尖后一寸五分，即是也。

灸赘疣穴歌

要诀 赘疣诸痣灸奇穴，更灸紫白二癜

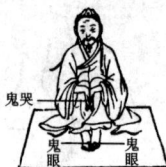
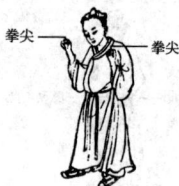

灸鬼眼穴图　　　　　　灸赘疣穴图

风，手之左右中指节，屈节尖上宛宛中。

【解释】灸癫风及赘疣诸痣奇穴，其穴在左右手中指节宛宛中，俗名拳尖是也。

灸瘰疬穴歌

要诀　瘰疬隔蒜灸法宜，先从后发核灸起，灸到初发母核止，多着艾火效无匹。

【解释】瘰疬隔蒜灸法，用独蒜片先从后发核上灸起，到初发母核而止，多灸自效。

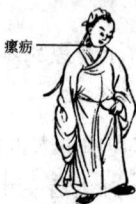
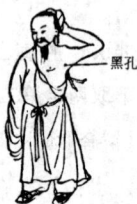

灸瘰疬穴图　　　　　　灸腋气图

灸腋气歌

要诀 腋气除根剃腋毛，再将定粉水调膏，涂搽患处七日后，视有黑孔用艾烧。

【解释】凡腋气先用快刀剃去腋毛净，乃用好定粉水调搽患处，六七日后，看腋下有一点黑者，必有孔如针大，或如簪尖，即气窍也。用艾炷如米大者灸之，三四壮愈，永不再发。

灸疯犬咬伤歌

要诀 疯犬咬伤先须吮，吮尽恶血不生风，次于咬处灸百壮，常食灸韭不须惊。

【解释】疯犬咬伤之处，急急用大嘴砂酒壶一个，内盛干烧酒，烫极热，去酒以酒壶嘴向咬处，如拔火罐样，吸尽恶血为度，击破自落。上用艾炷灸之，永不再发。灸韭，炒韭菜也。

灸蛇蝎蜈蚣蜘蛛咬伤歌

要诀 蛇蝎蜈蚣蜘蛛伤，即时疼痛最难当，急以伤处隔蒜灸，五六十壮效非常。

【解释】凡蛇、蝎、蜈蚣、蜘蛛咬伤，痛急势危者，急用艾火于伤处灸之，拔散毒气即安；或用独蒜片隔蒜灸之，二三壮换一片，毒甚者，灸五六十壮。

足三里穴歌

要诀 三里膝眼下，三寸两筋间，能除胸胁痛，腹胀胃中寒，肠鸣并泄泻，眼肿膝胫酸，伤寒赢瘦损，气蛊证诸般，气过三旬后，针灸眼光全。

【解释】三里，足三里穴也。其穴在膝眼下三寸，胻骨外廉，大筋内宛宛中，针五分，留七呼，灸三壮。主治胸胁疼痛，腹胀，胃寒，肠中雷鸣，脾寒泄泻，眼目红肿，膝胫酸痛，伤寒热不已，瘦弱虚损，小肠气痛，与水气、蛊毒、鬼击诸证，悉宜针灸，但小儿忌灸，恐眼目不明，惟三十以外方可灸之，令眼目光明也。

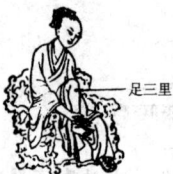

足三里穴图

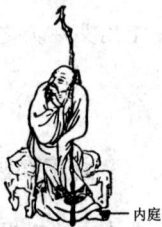

内庭穴图

内庭穴歌

要诀 内庭次趾外，本属足阳明，能治四肢厥，喜静恶闻声，瘾疹咽喉痛，数欠及牙疼，疟疾不思食，耳鸣针便清。

【解释】内庭穴，在足之大趾次趾外间陷中，属足阳明胃经穴也。主治四肢厥逆，喜静恶闻人声，瘾疹不快，咽喉肿痛，数欠，牙龈疼，疟疾，不思饮食，耳内蝉鸣等证。针三分，留十呼，灸三壮。

曲池穴歌

要诀 曲池拱手取，屈肘骨边求，善治肘中痛，偏风手不收，挽弓开不得，臂痪怯梳头，喉痹促欲死，发热更无休，遍身风癣癫，针着即时瘳。

【解释】曲池穴，其穴在肘辅骨屈肘屈骨之中，以手拱胸取之。主治肘中疼痛，偏风半身不遂，臂痛拉弓不开，两臂瘫痪不能举手向发，喉痹喘促欲死，伤寒振寒，余热不尽，皮肤干燥，痂疥等证。刺七分，留七呼，灸三壮。

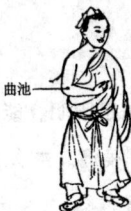
曲池

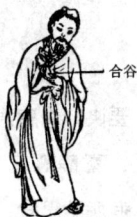
合谷

曲池穴图　　　　　　　合谷穴图

合谷穴歌

要诀　合谷在虎口，两指歧骨间，头疼并面肿，疟病热还寒，体热身汗出，目暗视茫然，齿龋鼻衄血，口噤不能言，针入深三分，能令人病安。

【解释】合谷穴，其穴在手大指次指歧骨间陷中。主治偏正头疼，面目浮肿，疟疾寒热，身体发热，汗不收，目翳视物不明，齿蚛朽痛，鼻中流血不止，口噤不开等证。针三分，留六呼，灸三壮。

委中穴歌

要诀　委中曲腘里，横纹脉中央，腰痛不能举，酸沉引脊梁，风痛及转筋，冬季难移向，风痹痛无比，热病久在床，足膝难伸屈，针入即安康。

【解释】委中穴，其穴在腘中央，约纹动脉陷中。主治腰脊沉坠疼痛，瘰疬，及两腿肚转筋，疼痛难动，风痹疼痛，流注不定，热病难愈，两足膝疼痛难伸屈等证。针五分，留七呼，禁灸。

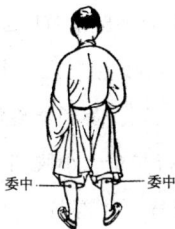

委中穴图

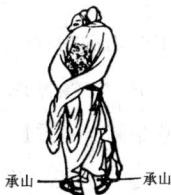

承山穴图

承山穴歌

要诀 承山名鱼腹，腨肠分肉间，善治腰疼痛，痔疾大便难，脚气并膝肿，两足尽寒酸，展转成时疫，战栗疟热寒，霍乱及转筋，刺之立便安。

【解释】承山穴，其穴在腿肚下尖分肉间。主治腰背疼痛，痔肿，大便难，脚气膝肿，胫酸跟痛，伤寒时疫，寒热疟疾，战栗不能行立，霍乱转筋等证。针五分，灸五壮。

太冲穴歌

要诀 太冲足大趾，节后二寸中，动脉知生死，能医惊痫风，咽喉并心腋，两足不能动，七疝偏坠肿，眼目似云朦，亦能疗腰痛，针下有神功。

【解释】太冲穴，其穴在足大趾本节后二寸陷中。动脉应手，病者有此脉生，无此脉者死。主治急慢惊风，羊痫风证，及咽喉疼痛，心腋胀满，寒湿脚气痛，行步难，小腹疝气，偏坠疼痛，两目昏暗，腰背疼痛等证。针三分，留十呼，灸三壮。

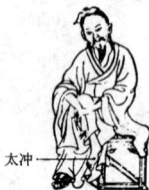
太冲穴图

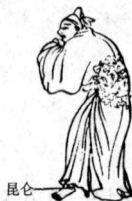
昆仑穴图

昆仑穴歌

要诀 昆仑足外踝，跟骨上边寻，转筋腰尻痛，膊重更连阴，头疼脊背急，暴喘满冲心，举步行不得，动足即呻吟，若欲求安乐，须将此穴针。

【解释】昆仑穴，在足外踝后五分跟骨上陷中。主治腰尻疼痛，膊重不能举，及前阴肿痛，偏正头痛，脊背拘急，暴咳喘仲，足腨肿不得履地等证。针三分，留七呼，灸三壮。

环跳穴歌

要诀 环跳在髀枢，侧卧屈足取，能针偏废躯，折腰返顾难，冷风并湿痹，身体似绳牵，腿胯连腨痛，屈转重吁叹，若人能针灸，顷刻病消痊。

【解释】环跳穴，其穴在髀枢中，侧卧伸下足屈上足取之。主治半身不遂，闪挫腰痛不能回顾，冷风湿痹，周身拘急，腿胯腿肚疼痛不能动转等证。针一寸，留十呼，灸三壮。

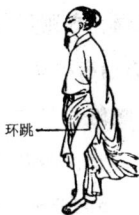

环跳穴图

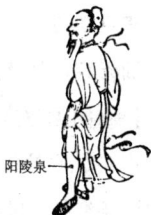

阳陵泉穴图

阳陵泉穴歌

要诀 阳陵居膝下，外廉一寸中。膝肿并麻木，冷痹及偏风，起坐腰背重，面肿满胸中，举足不能起，坐卧似衰翁，针入六分止，神功妙不同。

【解释】阳陵泉穴，其穴在膝下一尺，外廉陷中，尖骨前筋骨间。主治两膝肿痛，及冷痹不仁，半身不遂，腰背重痛，起坐艰难，面目浮肿，胸中胀满，两足疼痛难移，起坐不能支持等证。针六分，留十呼，灸七壮。

通里穴歌

要诀 通里腕侧后，去腕一寸中。欲言声不出，懊憹及怔忡，实则四肢重，头腮面颊红，声平仍数欠，喉痹气难通，虚则不能食，暴喑面无容，毫针微微刺，方信有神功。

【解释】通里穴，其穴在腕侧后一寸陷中。主治声哑，心烦极甚，怔忡不宁，四肢重痛，头腮面颊红肿，倦言，数欠，喉咽疼痛，气息不通，虚损不思食，暴喑面无润泽。针三分，灸三壮。

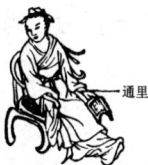

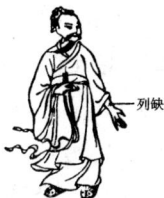

通里穴图　　　　　　　　列缺穴图

列缺穴歌

要诀　列缺腕侧上，次指手交叉，善疗偏头患，遍身风痹麻，痰涎频上壅，口噤不开牙，若能明补泻，应手即能瘥。

【解释】列缺穴，其穴在腕后侧上一寸五分，两手交叉，当食指末筋骨罅中。主治偏风头痛，遍身风痹麻木，痰壅气堵，口噤不开等证。针二分，留三呼，灸三壮。

四季针灸坐向歌

要诀　四季针灸坐向理，宜从四季顺自然，东南西北四维向，以迎生气本乎天。

【解释】针灸坐向，避忌之理，《医学入门》："春坐东向西，夏坐南向北，秋坐西向东，冬坐北向南。"眦背四季生气之向，不可为法。宜从春向东，夏向南，秋向西，冬向北，四土旺月向四维，以迎生气，本乎天理，顺其自然为是也。

灸法点穴用火歌

要诀 点穴坐卧立直正，炷用蕲艾火珠良，灸病古忌八木火，令时通行一炷香。

【解释】凡灸法，坐点穴则坐灸，卧点穴则卧灸，立点穴则立灸。须四体平直，毋令倾侧，若倾侧穴即不正。其炷所用之艾，必用蕲艾，艾令干燥，入臼捣，去净尘屑，作炷坚实，置穴上，用葱涎黏固。上古用火珠映日取火点之，忌松、柏、枳、橘、榆、枣、桑、竹八木之火；今时惟用香火灼艾，亦通行简便之法也。

灸法早晚次序歌

要诀 灸法温暖宜于午，上下阳阴先后分，脉数新愈不宜灸，欲灸三里过三旬。

【解释】凡灸百病，原为温暖经络，宜在午时阳盛之时，火气易行，必分上下先后：上下经眦灸者，先灸上，后灸下；阴阳经眦灸者，先灸阳，后灸阴。若脉数有热，新愈气虚，俱不宜灸，恐伤气血。但人有病，欲灸足三里者，须年三十以上，方许灸之，恐年少火盛伤目。故凡灸头，必灸足三里者，以足三里能下火气也。

灸法大小多少歌

要诀　头骨手足皮薄瘦，巨阙鸠尾小少宜，背腹脐下皮肉厚，大多方能起痼疾。

【解释】凡灸诸病，必火足气到，始能求愈。然头与四肢，皮肉浅薄，若并灸之，恐肌骨气血难堪，必分日灸之，或隔日灸之。其炷宜小，壮数宜少。有病必当灸巨阙、鸠尾二穴者，必不可过三壮，艾炷如小麦，恐火气伤心也。背腹下皮肉深厚，艾炷宜大，壮数宜多，使火气到，始能去痼冷之疾也。

灸法调养歌

要诀　灸后风寒须谨避，七情过极慎起居，生冷醇酒诸厚味，惟茹蔬淡适其宜。

【解释】凡灸后，须谨避风寒，慎其起居，养其气血，其喜、怒、忧、思、悲、恐、惊不可过极，和其情志，及禁食一切生冷醇酒厚味等物，即食蔬淡，亦当适宜，不可过度，以调养脾胃也。

灸疮调治歌

要诀 灸疮不发气血竭，七日发脓病必除，发后膏贴防外袭，薄连葱荽净疮污。

【解释】凡灸诸病，灸疮应发不发，是其气血大亏，不必复灸，即灸亦多不能愈。过七天之后，艾疮发时，脓水稠多，其病易愈，以其气血充畅，经络流通也。发后贴膏药者，防其六淫外袭也。如灸疮黑痛，脓汁污秽，乃艾火毒盛，必用薄荷、黄连、葱皮、芫荽煎汤，洗之自愈也。

灸疮膏药歌

要诀 芩连白芷金星草，乳香淡竹当归好，薄荷川芎与葱白，香油煎药粉成膏。

【解释】以上药味各等分，用香油煎药去滓，再下铅粉熬成膏，专贴灸疮。

行针避忌歌

要诀 行针避忌雨大风，饥饱醉怒渴劳惊，男内女外犹坚守，更看人神不可逢。行针避忌虽如此，还推病之缓急行，缓病欲针择吉日，急病行针莫稍停。

【解释】按行针避忌，于未刺之先，如风雨晦冥，人之气血，即凝滞而不调。大饥者气虚，新饱者气盛，大醉者气乱，大怒者气逆，大渴者液少，大劳者气乏，大惊者气散，凡此者脉乱气散，行针须当避忌，俟其必清必静，聚精会神，方保无误也。既刺之后，尤当戒慎。男子忌内，女子忌外，忌外者坚拒勿出，忌内者谨守勿内，则邪气必去，正气必复，是谓得气，理固然矣。犹有达变之法存焉，缓病须择神吉，急病岂可待时哉。

四季人神所在禁忌针灸歌

要诀 四季人神所在处，禁忌针灸莫妄施，春在左胁秋在右，冬在于腰夏在脐。

【解释】四季人神所在之处，谓人之神气初动之处，同乎天之流行也，禁针灸者恐伤生气也。人神常在心，春在左胁者肝主升也，秋在右胁者肺主降也，冬在腰者肾主藏也，夏在脐者脾主化也。

逐日人神所在禁忌针灸歌

要诀 一日足大二外踝，三日股内四在腰，五口六手七内踝，八腕九尻十背腰，十一鼻柱二发际，三牙四胃五遍身，六胸七气八股内，九足二十内踝寻，廿一手小二外踝，三日肝足四手明，五足六胸七在膝，八阴九胫晦跌停。

【解释】足大，足之大趾也。气，气冲也。手小，手之小指也。手明，手阳明也。足，足阳明也。阴，男女前阴中也。晦，月尽也。跌，足十趾岐骨也。

十二时人神所在禁忌针灸歌

要诀 子踝丑头寅耳边，卯面辰项巳乳肩，午胁未腹申心主，酉膝戌腰亥股端。

【解释】子踝，左、右内踝、外踝也。寅耳边，左右两耳也。辰项，颈项也。巳乳肩，两乳两肩也。午胁，左右胁也。未腹，大腹少腹也。申心主，胸膈也。酉膝，左右两膝也。戌腰，腰背也。亥股，两股内外也。

禁针穴歌

禁针穴道要先明，脑户囟会及神庭，络却玉枕角孙穴，颅息承泣随承灵，神道灵台膻中忌，水分神阙并会阴，横骨气冲手五里，箕门承筋及青灵，乳中上臂三阳络，二十三穴不可针。孕妇不宜针合谷，三阴交内亦通论，石门针灸应须忌，女子终身无妊娠。外有云门并鸠尾，缺盆客主人莫深，肩井深时人闷倒，三里急补人还平，刺中五脏胆眦死，冲阳血出投幽冥。海泉颧髎乳头上，脊间中髓伛偻形，手鱼腹陷阴股内，膝膑筋会及肾经，腋股之下各三寸，目眶关节眦通评。

禁灸穴歌

禁灸之穴四十七，承光哑门风府逆，睛明攒竹下迎香，天柱素髎上临泣，脑户耳门瘈脉通，禾髎颧髎丝竹空，头维下关人迎等，肩贞天牖心俞同，乳中脊中白环俞，鸠尾渊液和周荣，腹哀少商并鱼际，经渠天府及中冲，阳池阳关地五会，漏谷阴陵条口逢，殷门申脉承扶忌，伏兔髀关连委中，阴市下行寻犊鼻，诸穴休将艾火攻。

制针法歌

要诀 制针须用马衔铁，惟有金针更可嘉，煅炼涂酥插腊肉，煮针之药有多法。

【解释】制针用马嚼环铁者，以马属午，午为火，火克金，取克制之义也。若以真金制针，用之更佳。其煅炼之法：将铁丝于火中煅红，截为二寸或三寸或五寸长短不拘，次以蟾酥涂针上，入火中微煅，取起，复照前涂酥，煅三次，乘热插入腊肉皮之里，肉之外，将后药用水三碗煎沸，次入针肉在内，煮至水干，倾于水中，待冷将针取出，于黄土中插百余下，以去火毒，其针要光圆，不可用尖锋，次以铜丝缠其柄。

煮针药方

麝香五分　胆矾一钱　石斛一钱　穿山甲三钱
朱砂三钱　没药三钱　川芎三钱　细辛三钱　甘草
节五钱　沉香五钱　磁石一两

已上诸药气味，能引入针内。